AF459109

LA

DÉTERMINATION DE LA TAILLE

D'APRÈS LES GRANDS OS DES MEMBRES

PAR

LE DOCTEUR L. MANOUVRIER
Professeur à l'École d'anthropologie.

EXTRAIT DES MÉMOIRES DE LA SOCIÉTÉ D'ANTHROPOLOGIE DE PARIS
2e série, t. IV.

PARIS
G. MASSON, EDITEUR
LIBRAIRE DE L'ACADÉMIE DE MÉDECINE
BOULEVARD SAINT-GERMAIN, 120
1892

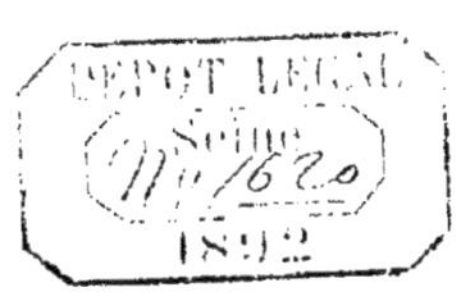

LA

DÉTERMINATION DE LA TAILLE

D'APRÈS LES GRANDS OS DES MEMBRES

Par L. Manouvrier.

Cette question présente une certaine importance anthropologique, car c'est uniquement d'après la longueur des grands os des membres que l'on peut évaluer approximativement la taille moyenne des anciennes races éteintes, des populations préhistoriques. Or, la taille est non seulement un caractère ethnique intéressant en lui-même à divers titres; c'est aussi un caractère susceptible de nous éclairer, concurremment avec les autres dimensions du corps, dans l'interprétation de la capacité et de la forme du crâne, dans l'étude de l'évolution anatomique et physiologique de l'humanité et des divers groupes humains. On peut aussi avoir besoin de reconstituer la taille d'individus dont on ne possède que le crâne avec quelques ossements. Enfin, c'est une question qui est intimement connexe avec celle des proportions du corps.

A un autre point de vue, il peut s'agir de divers cas d'identification, le plus souvent dans un but judiciaire, pour reconnaître l'identité de victimes dont on n'a trouvé que des os ou des membres dépecés criminellement.

Le présent mémoire a pour but : 1° de rendre aussi exacte que possible la détermination numérique dont il s'agit, par une utilisation correcte des matériaux disponibles; 2° d'indiquer le degré de précision, c'est-à-dire la valeur générale des résultats obtenus au moyen de cette utilisation, qu'il s'agisse soit de moyennes, soit de cas particuliers.

I

CRITIQUE DES TRAVAUX ANTÉRIEURS.

L'évaluation de la taille, d'après les os longs des membres, a été déjà l'objet de divers travaux. On en trouvera l'histoire résumée dans un important mémoire publié récemment par le docteur Etienne Rollet (1). Je rappellerai seulement l'insuffisance notoire des anciens documents dont on s'est servi pendant longtemps dans divers pays et dont on se sert encore quelquefois, à savoir les tableaux d'*Orfila* en France, de *Humphry* en Angleterre, de *Langer* et de *Toldt* en Allemagne. Tous ces tableaux sont reproduits dans la thèse de M. Rollet. Je citerai aussi, pour mémoire, la formule due aux ingénieux efforts tentés par M. *John Beddoe* (2) pour rendre utilisable le tableau de Humphry. La complication reprochée à cette formule résultait nécessairement de l'insuffisance des matériaux mis en œuvre et remédiait jusqu'à un certain point à cette insuffisance, mais sans faire disparaître évidemment ce défaut originel. Le savant anthropologiste anglais s'est servi de sa formule, faute de mieux, pour évaluer la taille des populations préhistoriques de la Grande-Bretagne représentées par plusieurs séries d'ossements.

Tous ces premiers travaux relatifs à la reconstitution de la taille péchaient principalement par l'insuffisance des matériaux recueillis, et aussi par l'absence complète de renseignements sur la façon dont les os avaient été mesurés. On ignorait alors les difficultés de la technique anthropométrique, comme les ignorent encore aujourd'hui tous ceux qui ne se sont pas occupés de mensurations. On croyait s'être suffisamment expliqué lorsqu'on avait dit avoir mesuré, par exemple, « la longueur du fémur », sans rien ajouter sur les points de repère adoptés, sur les instruments employés ni sur la direction donnée à l'os pour l'opération. Cette lacune est pourtant assez importante

(1) *De la mensuration des os longs des membres dans ses rapports avec l'anthropologie, la clinique et la médecine judiciaire* (Thèse pour le doctorat en médecine, Lyon, 1889).

(2) *On the stature of the older races of England, as estimated from the long bones* (*Journal of the Anthrop. instit.*, XVII, 1887).

pour rendre désormais inutilisables les chiffres recueillis par les différents auteurs cités plus haut. Cela ne veut point dire que les anciens tableaux, dressés en vue de la reconstitution de la taille, n'aient rendu aucun service ; mais on ne doit plus recourir à des documents vicieux dès qu'il est possible d'en consulter de meilleurs. Depuis que Broca s'est appliqué à introduire la précision nécessaire dans les mensurations anatomiques, aussi bien sur l'homme vivant que sur le squelette, l'emploi de la méthode anthropométrique exige, comme tant d'autres, un apprentissage préalable qui devient de plus en plus nécessaire.

Les deux derniers auteurs qui ont traité de la reconstitution de la taille se sont précisément efforcés de faire disparaître les causes d'erreur dont il vient d'être question. Ces auteurs sont M. Topinard (1) et M. E. Rollet (*loc. cit.*). Tous les deux ont contribué à l'avancement de la question, M. Rollet principalement. Cependant, j'ai d'abord à examiner successivement les erreurs qu'ils me paraissent avoir commises et dont la disparition constituera déjà un grand pas vers la solution du problème à résoudre.

En ce qui concerne la mensuration des os longs des membres, M. Topinard a eu recours au procédé de Broca, qui consiste à mesurer, au moyen de la planche ostéométrique, la longueur maximum en projection de chaque os, c'est-à-dire la distance comprise entre deux plans verticaux tangents à l'une et à l'autre des extrémités de l'os. Une exception est admise pour le tibia dont une disposition particulière de la planchette de Broca permet de ne point comprendre la longueur de l'épine dans la longueur mesurée. La longueur de l'épine du tibia ne contribue pas en effet à l'accroissement de la taille.

Mais si la mesure des os en projection est indiscutablement la meilleure, la réserve faite à propos de l'épine du tibia n'est pas la seule à faire. Dans son mémoire *sur les proportions relatives des membres chez les nègres et les Européens* (2), Broca prit pour limite inférieure du tibia la surface articu-

(1) *De la restitution de la taille par les os longs* (*Revue d'anthropologie*, 1885, et *Bulletins de la Société d'anthropologie de Paris*, 1885, p. 73) ; *Éléments d'anthropologie générale*, p. 135 ; *La formule de la reconstitution de la taille d'après les os longs* (*Revue d'anthropologie*, 1888, p. 469).

(2) *Bulletins de la Société d'anthropologie de Paris*, 1867, p. 645.

laire astragalienne de cet os, en faisant observer que les variations de la malléole interne n'avaient aucune part dans les variations de la longueur du membre inférieur. Cette conduite ne serait pas moins correcte lorsqu'il s'agit de calculer le rapport de la longueur du tibia à la taille dans le but de reconstituer celle-ci, l'intervention de la longueur de la malléole dans ce rapport ne pouvant que diminuer la précision des calculs et ajouter une cause d'erreur facilement évitable à celles qu'il est impossible d'éviter. Ajoutons que la longueur tibiale envisagée par Broca n'est pas moins facile à mesurer que la longueur totale.

Ajoutons aussi que, s'il est légitime de recommander certains procédés de mensuration dans le but de rendre comparables entre elles les mesures recueillies par différents observateurs, il importe beaucoup plus d'adopter des procédés de mensuration adaptés au but que l'on se propose. Toute réglementation technique en science doit être subordonnée à l'intérêt même de la science, et il serait très fâcheux que tous les investigateurs fussent parfaitement d'accord pour adopter un procédé vicieux.

Pour ce qui est du tibia, l'erreur commise en mesurant sa longueur maximum est heureusement faible; car, si la longueur de la malléole interne subit des variations individuelles indépendantes de l'ensemble de l'os, comme l'a dit Broca, ces variations étant tantôt en plus et tantôt en moins doivent se faire mutuellement équilibre dans les moyennes à 1 ou 2 millimètres près, d'où il suit que la taille moyenne reconstituée ne s'en trouverait faussée que de quelques millimètres. Il est déjà incorrect d'ajouter volontairement cette erreur à d'autres petites erreurs inévitables. Et, s'il s'agit de reconstituer la taille d'un individu isolé ayant une malléole interne très longue ou très courte relativement à la longueur totale du tibia, l'erreur commise de ce seul fait pourra atteindre peut-être alors 2 centimètres.

La cause d'erreur dont il vient d'être question existe aussi avec le péroné, mais ici elle n'est pas si facilement évitable. Elle est d'ailleurs négligeable lorsqu'il s'agit de l'évaluation de la taille moyenne, et je ne l'ai point fait disparaître. Mais ce n'est pas une raison pour la passer sous silence, car il est bon de connaître toutes les causes d'imperfection des résultats que l'on se propose d'obtenir.

En ce qui concerne le fémur, M. Topinard a fait entrer dans le calcul des rapports destinés à la reconstitution de la taille non pas la longueur du fémur dans la position oblique, mais la plus grande longueur de cet os. Voici comment il s'exprime au sujet de la longueur du fémur en position : « Les archéologues, dit-il, n'ont pas à la prendre ; elle est réservée pour certaines études spéciales. Je ne la préconise même pas lorsqu'on travaille en vue de déterminer le canon des proportions du squelette. C'est l'autre longueur que je prescris. (1) » En dépit de sa forme magistrale, cette erreur doit être abandonnée. Au nombre des « études spéciales » dans lesquelles doit intervenir la longueur du fémur en position, doit certes figurer au premier rang l'étude des proportions du squelette, surtout lorsque ces proportions sont calculées en fonction de la taille, puisque c'est dans la position oblique et non suivant sa longueur maximum que le fémur constitue l'un des facteurs de la taille. Si l'obliquité du fémur était toujours la même, on pourrait obéir sans inconvénient à la prescription ci-dessus ; mais tout le monde sait qu'il n'en est pas ainsi, et que l'obliquité du fémur présente des variations considérables, soit sexuelles soit ethniques, soit individuelles, suivant la largeur du bassin, la longueur du col du fémur, etc. Par conséquent, une même longueur maximum de fémur peut entrer dans la stature suivant des proportions différentes. « L'intérêt de l'ostéométrie, dit M. Topinard, demande que, pour tous les os, il n'y ait qu'une méthode, une longueur, soit la longueur totale et maximum par projection (2). » Cela est possible ; mais l'on ne fait pas de l'ostéométrie pour elle-même ; il faut la considérer comme un moyen, non comme un but, et adapter ce moyen aux exigences du véritable but. S'il est vrai que certaines personnes ne soient pas capables de placer un fémur dans sa position oblique, le seul conseil à leur donner en matière de mensurations anatomiques, c'est de s'abstenir d'en faire.

Dans le travail qui vient d'être cité, l'auteur a reconnu la nécessité de calculer les rapports à la taille pour chaque sexe

(1) *Loc. cit.*
(2) *Éléments d'anthropologie générale*, p. 1034.

séparément, nécessité évidente, puisqu'il existe des différences sexuelles dans la longueur des membres relativement à la taille. Mais, lorsqu'il s'agit de reconstituer la taille d'une population dont on ne possède que des ossements, une grosse difficulté se présente, car il est absolument indispensable d'évaluer séparément la taille moyenne des hommes et celle des femmes, et le diagnostic du sexe d'après des os longs isolés peut être difficile. Dans la discussion qui suivit la lecture du travail de M. Topinard à la Société d'anthropologie, j'insistai sur cette difficulté et sur les conséquences des erreurs de diagnostic qui pouvaient introduire des femmes dans la série masculine et inversement. L'expérience m'a appris depuis que cette difficulté n'est pas aussi dangereuse que je le croyais, et l'on verra plus loin comment elle pourra être surmontée. Je veux seulement relever ici l'erreur commise par M. Topinard, en conseillant de reconstituer la taille seulement avec des os de sexe certain, en abandonnant tous les os de sexe douteux qui forment, dit cet auteur, la moitié des séries. — Il arriverait alors qu'on reconstituerait uniquement la taille de tous les hommes les plus grands et des femmes les plus petites, car ce sont presque toujours les os des petits hommes et ceux des grandes femmes sur le sexe desquels il est difficile de se prononcer. Et alors la taille moyenne des hommes se trouverait exagérée, tandis que celle des femmes se trouverait diminuée. L'erreur ainsi commise pourrait être considérable et, par conséquent, la reconstitution tentée deviendrait illusoire. Mais il s'en faut de beaucoup, heureusement, que le nombre des os de sexe incertain forme la moitié des séries. Il n'en est pas moins vrai que l'élimination de ces os contribuerait à vicier les résultats obtenus, et l'on verra plus loin comment on peut tirer parti des os de sexe incertain sans porter sensiblement atteinte à la justesse de ces résultats.

M. Topinard s'est d'ailleurs mépris au sujet des erreurs possibles dans la détermination du sexe pour certains os. « L'erreur que l'on commettrait, dit-il, en prenant un os masculin pour un os féminin, ou réciproquement, serait de 12 centimètres pour la taille ; la différence de taille entre les deux sexes étant en moyenne de 12 centimètres (1). » L'erreur ne dé-

(1) *Loc. cit.*, p. 73.

pend en rien de la différence sexuelle moyenne de la taille; elle dépend seulement de la différence sexuelle du rapport de la longueur de l'os à la taille. Soit, par exemple, un fémur féminin de 44 centimètres que l'on aura pris pour un fémur masculin ; il en résultera que la longueur de ce grand fémur féminin sera multipliée par le coefficient 3,73, au lieu du coefficient féminin 3,66, ce qui donnera une taille de 1m,64 au lieu de 1m,61. L'erreur commise sera donc, non pas de 12 centimètres, mais de 3 centimètres seulement, et cette erreur ne pourra être dépassée que de quelques millimètres à peine, étant donnée la faible différence qui existe entre les rapports masculins et les féminins. S'il s'agit d'une reconstitution faite dans un but judiciaire, la gravité de l'erreur résultera bien moins de cet écart de 3 centimètres que du fait même d'avoir donné une fausse indication sur le sexe de la victime. S'il s'agit de reconstituer la taille moyenne d'une population préhistorique, l'erreur commise sera insignifiante ; car on aura placé dans la série masculine un os féminin dont la longueur est très voisine de la moyenne masculine et aura été multipliée par le coefficient masculin. Par conséquent, la taille moyenne des hommes ne subira aucune altération appréciable. Il est vrai que la série des femmes se trouvera privée ainsi d'un fémur féminin de grande taille ; mais, comme les os de sexe douteux sont en partie masculins et en partie féminins, de telles erreurs seront compensées par des erreurs en sens contraire, qui introduiront dans la série des femmes des os masculins de longueur médiocre pour le sexe masculin, mais correspondant à une taille élevée pour le sexe féminin. J'indiquerai (chap. VIII) la marche à suivre pour réduire à leur minimum les erreurs provenant de l'ambiguïté des caractères sexuels de certains os, erreurs auxquelles l'élimination proposée par M. Topinard eût donné une nocivité très grave, loin de les faire disparaître. Se débarrasser des os de sexe incertain est un procédé non moins commode qu'expéditif ; mais, comme l'absence artificielle de ces os dans une série ne les empêche pas d'exister, elle serait beaucoup plus dangereuse que leur présence dont les effets fâcheux peuvent être à peu près annihilés par une répartition convenable.

M. Topinard a reconnu théoriquement l'existence d'une

différence sexuelle dans les rapports qui doivent servir à reconstituer la taille. Mais il n'en a pas moins adopté, pour chaque os, un rapport unique pour les deux sexes. Il y a été obligé, dit-il, par le défaut de fixité dans les différences sexuelles des rapports (1).

Ce défaut de fixité provenait sans doute du défaut de précision des documents utilisés, mais aussi d'une autre cause d'erreur relative au mode d'ordination des séries, et qui sera mise plus loin en évidence. On verra que j'ai obtenu au contraire, pour ces rapports moyens, des différences sexuelles très régulières.

M. Topinard a été conduit aussi à n'admettre qu'un seul rapport moyen pour chaque os, c'est-à-dire qu'il a sacrifié les différences des proportions du corps dans un même sexe aussi bien que les différences sexuelles de ces proportions. C'est là une autre source d'erreurs qui se chiffrent très souvent par plusieurs centimètres. Ce nouveau sacrifice a été nécessité, dit M. Topinard, par le même fait qui avait frappé M. Beddoe, c'est-à-dire par le défaut de continuité d'accroissement du rapport à la taille suivant la longueur des os. Or, on verra aussi plus loin que ce défaut de continuité résulte simplement d'une faute commise par tous les auteurs qui se sont occupés de la question. Cette faute a consisté à ordonner les séries d'après la taille au lieu de les ordonner d'après la longueur des os. En suivant ce dernier procédé, le seul correct, puisqu'il s'agit de remonter de la longueur des os à la taille et non pas de la taille à la longueur des os, le rapport à la taille s'élève alors régulièrement à mesure que la longueur des os diminue. Dès lors, il n'est plus besoin de recourir à une formule compliquée pour évaluer la taille moyenne d'un groupe d'individus de taille quelconque.

La qualité des matériaux mis en œuvre doit être sérieusement examinée. M. Topinard, jugeant, non sans raison, que les embarras de la question provenaient en grande partie de l'insuffisance numérique des documents amassés, crut pouvoir remédier à cette insuffisance en mesurant la taille et les os longs d'un grand nombre de squelettes montés. Il s'assura d'abord que la taille du vivant peut être obtenue en ajoutant

(1) *Revue d'anthropologie*, 1888.

en moyenne 35 millimètres à la taille squelettique. Mais les variations individuelles sont très grandes, si l'on en juge d'après les estimations faites par différents auteurs, qui parlent de différences de 6, 7 et 8 centimètres. Broca, dans son mémoire cité plus haut (p. 651), exprimait le regret de n'avoir pu comparer la longueur des os à la taille totale des individus, parce que, disait-il, « la taille du vivant ne peut être mesurée sur le squelette... Il est impossible de l'évaluer même à 3 centimètres près ». On pourrait espérer cependant que le très grand nombre des cas étudiés parviendrait à suppléer à leur qualité, car alors les erreurs seraient peut-être effacées par compensations réciproques dans les moyennes de chaque groupe. Mais, comme un grand nombre d'individus se trouveraient placés par leur taille squelettique dans un groupe de taille trop haute ou trop basse, il faudrait que chaque groupe renfermât un très grand nombre de cas pour que les rapports moyens de la longueur des os à la taille véritable ne fussent pas altérés par la cause d'erreur dont il s'agit. En pareille matière, il vaut mieux opérer sur de faibles séries dont chaque cas est à peu près irréprochable, que d'opérer sur de grandes séries dont presque tous les cas sont entachés d'inexactitude. C'est là certainement une des raisons pour lesquelles j'ai obtenu des résultats satisfaisants, au lieu des incohérences de chiffres auxquelles s'est heurté M. Topinard.

Il me reste encore à relever une autre erreur commise par cet auteur. Il pense qu'en ajoutant 35 millimètres à la taille reconstituée au moyen de ses rapports, et qui est la taille squelettique, on obtient la taille du vivant. C'est évidemment la taille du cadavre que l'on obtient ainsi, puisque c'est d'après des mensurations effectuées sur des cadavres, puis sur les squelettes de ces mêmes cadavres, que la taille de ceux-ci a été trouvée diminuée en moyenne de 35 millimètres. Or, on sait que la taille cadavérique est un peu supérieure à celle du vivant. La différence est assez grande, comme on le verra plus loin, pour être prise en considération.

Si toutes les erreurs que je viens de relever agissaient dans un même sens, on conçoit que la reconstitution de la taille, d'après les données de M. Topinard, serait une opération plus qu'inutile. Mais il n'en est pas ainsi, car les mauvais effets de l'une de ces erreurs se trouvent ordinairement contrebalancés par des erreurs agissant en sens contraire, de sorte qu'en définitive le travail de M. Topinard constituait malgré tout un réel progrès comparativement au tableau donné par Orfila. Mais ce progrès eût-il été plus grand encore, la critique précédente n'en serait pas moins nécessaire; car il ne s'agit pas seulement de réduire le nombre et le quantum des erreurs au minimum possible, il importe aussi de connaître leurs causes afin de se rendre compte du degré de précision des résultats obtenus, et de ne pas attribuer à des faits anatomiques imaginaires des erreurs uniquement dues à des vices de méthode, ou inversement.

Nous avons maintenant à examiner l'important travail de M. le docteur Étienne Rollet.

Cet auteur a eu le grand mérite de mesurer les os longs des membres et la taille de 100 cadavres : 50 hommes et 50 femmes. Il a adopté pour la mesure des os les mêmes procédés que M. Topinard. Comme ce dernier, il s'est servi de la longueur maximum du fémur, mais il a eu la bonne idée de mesurer également la longueur de cet os en position oblique, ce qui permet de rectifier sur ce point les résultats obtenus par lui.

Il a eu aussi le tort de ne point tenir compte de l'âge des sujets mesurés. Or, 51 de ces sujets sur 100 étaient âgés de soixante à quatre-vingt-dix-neuf ans et avaient perdu en moyenne 3 centimètres de leur taille *exclusivement aux dépens de la longueur du tronc*, ainsi que je l'ai démontré dans un autre mémoire (1). Les rapports de la longueur des os des membres à la taille ont donc été viciés par ce fait. Cette erreur peut être réparée comme la précédente, mais en réduisant à 49 le nombre des individus mesurés.

En outre M. Rollet, à l'exemple de ses prédécesseurs, a ordonné ses séries d'après la taille au lieu d'en faire l'ordination d'après la longueur des os. Cette faute importante peut également être réparée en remaniant de fond en comble les tableaux de l'auteur. Mais elle a contribué, de concert avec la précédente, à altérer très notablement les rapports destinés à servir de coefficients pour la reconstitution de la taille. On verra plus

(1) *Sur la longueur relative des membres et de leurs segments* (Mémoire communiqué à la Société d'anthropologie, mais non encore publié).

loin qu'en dépit de la supériorité qualitative des matériaux recueillis par lui, M. Rollet a obtenu des résultats à peine meilleurs que ceux de M. Topinard. Il a fait ensuite un essai très insuffisant de ses tableaux et de ses rapports en les soumettant à l'épreuve d'une expérience unique, qui s'est trouvée donner, par hasard, un résultat des plus satisfaisants. Il en a conçu des illusions sur la valeur générale de ses chiffres et a pu faire partager ces illusions aux médecins légistes, faute d'expériences suffisamment nombreuses. Il importe beaucoup que cette lacune disparaisse, car les médecins experts ont besoin d'être complètement édifiés sur les risques d'erreur aussi bien que sur les chances de succès à courir dans les évaluations sur lesquelles seront basées les identifications à obtenir.

II

ORIGINE ET NATURE DES MATÉRIAUX UTILISÉS. OPÉRATIONS PRÉLIMINAIRES. CALCUL DES RAPPORTS MOYENS OU COEFFICIENTS POUR LA DÉTERMINATION DE LA TAILLE.

Les causes d'erreur signalées dans le chapitre précédent peuvent être écartées presque toutes au moyen d'un remaniement complet des matériaux déjà recueillis en vue de la reconstitution de la taille; c'est ce que j'ai fait pour les chiffres publiés par le docteur E. Rollet. Je n'aurais certes pas entrepris ce long travail si, dans une étude antérieure, je n'avais eu l'occasion de constater d'abord l'excellence des chiffres en question et, en outre, la possibilité d'obtenir avec eux des moyennes d'une stabilité suffisante, même en sacrifiant toutes les observations faites sur des vieillards. Ce sont donc les grands tableaux de détail du mémoire de M. Rollet qui ont fourni la matière première de toutes les opérations dont il me reste à exposer les résultats.

Les cadavres dont M. Rollet a mesuré la taille et les os longs des membres étaient au nombre de 100 : 50 hommes et 50 femmes, tous normalement conformés et provenant des hôpitaux de Lyon. Après élimination des vieillards, il est resté 24 sujets masculins, âgés de vingt-quatre à cinquante-neuf ans, et 25 féminins, âgés de vingt-cinq à cinquante-huit ans. Ces séries ne sont pas fortes, mais comme elles sont exemptes des inexactitudes et des altérations qui viciaient les séries composées de squelettes montés ou mélangées d'une forte proportion de vieillards, elles sont cependant suffisantes pour être soumises au procédé de l'ordination et pour être subdivisées chacune en trois groupes égaux. La régularité de l'ascension des moyennes de ces différents groupes dans le tableau I ci-après est une excellente garantie sur ce point.

L'élimination des vieillards était nécessitée par l'altération sénile des rapports des os longs des membres à la taille. Lorsqu'il s'agit de reconstituer la taille moyenne d'une population, c'est exclusivement la portion adulte de cette population que l'on envisage. Lorsqu'il s'agit de l'identification d'un individu isolé, il en est de même le plus souvent. L'individu dont on veut reconstituer la taille pouvait être à la vérité un vieillard, mais, dans ce cas encore, c'est la taille adulte de cet individu et non sa taille sénile qu'il faut chercher. Il pouvait être, en effet, de ceux dont la vieillesse n'a pas diminué sensiblement la taille.

En outre, si l'on possède des renseignements sur le chiffre exact de la taille d'un homme âgé, il est plus que probable que ce chiffre exprimait la taille de cet homme dans son âge adulte, et non sa taille sénile. Enfin si l'on est certain, d'après l'état des os mesurés ou d'après d'autres indices quelconques, qu'il s'agit d'un individu très vieux, on ne serait pas plus avancé en évaluant sa taille d'après la moyenne des proportions séniles qu'en la calculant d'après les proportions normales, car la diminution sénile de la taille de cet homme a pu être minime, ou moyenne, ou très forte, et les rapports moyens seront toujours impuissants à éclaircir ce point. On n'aura donc autre chose à faire, en pareil cas, que d'évaluer la taille d'après les rapports normaux des adultes et d'indiquer la possibilité d'une diminution sénile indéterminée.

D'après ces considérations, je n'ai pas jugé nécessaire ni même utile de calculer séparément les rapports séniles de la longueur des os à la taille.

Les mesures d'os utilisées pour la construction du tableau des coefficients (tableau I) ayant été prises suivant un procédé déterminé, il sera indispensable que tous les os mesurés en vue de l'évaluation de la taille au moyen de ces coefficients le soient d'après le même procédé.

Pour le fémur, j'ai utilisé la longueur en position oblique, c'est-à-dire la longueur en projection de l'os placé dans la direction qu'il affecte chez l'homme debout dans l'attitude où l'on mesure la taille. Cette longueur figurait dans les tableaux de M. Rollet avec la longueur maximum. J'ai dit dans le chapitre précédent pourquoi j'ai rejeté cette dernière longueur. Pour mesurer la longueur en projection du fémur en position naturelle, on n'a qu'à appuyer les deux condyles contre un plan vertical et à appliquer un autre plan vertical parallèlement au premier contre l'extrémité opposée. La distance perpendiculaire entre ces deux plans est la longueur cherchée. Une planchette graduée, comme la planchette ostéométrique de Broca, est le meilleur instrument pour mesurer les os. On ne doit pas se servir, dans ce but, du ruban métrique.

Pour le tibia, on devrait prendre la longueur comprise entre les deux surfaces articulaires fémorale et astragalienne sans tenir compte ni de l'épine ni de la malléole, ainsi que l'avait indiqué Broca. M. Rollet a mesuré la longueur de l'os non comprise l'épine, mais avec la malléole. C'est donc ainsi qu'il faudra opérer pour reconstituer la taille à l'aide de nos tableaux. La cause d'erreur introduite par la malléole est d'ailleurs minime.

Pour le péroné, l'humérus, le radius et le cubitus, c'est la longueur *maximum* qui a été prise par M. Rollet et qu'il faut prendre, toujours en projection. A défaut de planchette graduée, on peut se servir pour cela d'un grand compas glissière entre les branches duquel on saisit l'os à mesurer par ses deux points extrêmes.

Il s'agit de savoir quelle est la taille moyenne correspondante à chaque longueur des différents os mesurés. La solution de ce problème serait fournie directement par l'observation si l'on possédait, pour chaque longueur d'os, de millimètre en millimètre, ou même de centimètre en centimètre, un groupe d'individus dont on aurait mesuré la taille. On n'aurait alors qu'à lire sur un tableau, en face de la longueur d'un os, la taille moyenne correspondante. Mais il faudrait pour cela un nombre d'observations très considérable qu'on est loin de posséder.

Aussi les différents auteurs qui se sont occupés de la question ont-ils eu recours à des tableaux indiquant à des intervalles de deux ou plusieurs centimètres, des moyennes de taille et des moyennes de longueur d'os entre lesquelles l'observation, aidée du calcul, établissait une correspondance. Mais, chose singulière, ils ont toujours ordonné leurs tableaux d'après la taille croissante ou décroissante en mettant en regard du chiffre de la taille la longueur d'os correspondante, comme s'il se fût agi de rechercher la longueur de chaque os d'après la taille connue, tandis qu'en réalité c'est la taille que l'on cherche au moyen d'une longueur d'os que l'on connaît.

Voici, par exemple, le commencement d'un de ces tableaux :

Taille.	Fémur.	Tibia.	
1m,52	415mm	334mm	.....
1 ,54	421	338	.....
1 ,56	426	343	.....
.....	.....	.....	.....

Les auteurs ont-ils pensé que, si à une taille moyenne de 1m,52 correspondait une longueur fémorale moyenne de 415 millimètres, il s'ensuivait que, réciproquement, à une longueur fémorale moyenne de 415 millimètres devait correspondre une taille moyenne de 1m,52? C'est assez probable, car il y a dans cette erreur une apparence de logique véritablement captieuse au premier abord ; mais la réciprocité en question n'existe pas en réalité.

En effet, si l'on ordonne la série d'après la taille croissante, et si l'on sectionne cette série en trois groupes, le premier de ces groupes se composera exclusivement d'individus de petite taille. Or, ces individus n'auront pas tous des fémurs courts, car il se trouvera parmi eux des *macroskèles* (1). Si l'on ordonne au contraire la série d'après la longueur croissante du fémur, le premier groupe se composera exclusivement d'individus ayant une faible longueur fémorale mais n'ayant pas

(1) J'ai donné ce nom qui traduit simplement le mot grec Μακροσκελής (haut-enjambé) aux individus dont le membre inférieur est long relativement à la taille, et le nom de *microskèles* (du mot Μικροσκελής) aux individus qui ont le membre inférieur court par rapport à leur taille. Ces mots sont évidemment préférables aux termes *échassiers* et *courtes-cuisses* que j'employais auparavant.

tous une petite taille, car il se trouvera parmi eux des *microskèles*. Par conséquent le premier mode d'ordination aura pour effet d'élever la moyenne de la longueur fémorale par rapport à la moyenne de la taille du groupe envisagé, tandis que le second mode d'ordination tendra à élever la taille moyenne de ce groupe par rapport à sa longueur fémorale.

On voit que l'explication du fait dont il s'agit est extrêmement simple. Aussi ai-je critiqué (1) M. Alph. Bertillon pour lui avoir donné, dans un de ses excellents travaux, le nom de *paradoxe anthropométrique*, car les défauts de réciprocité du même genre entre les termes d'une relation se rencontrent partout et n'ont rien de spécial en anthropométrie. Il est juste de reconnaître cependant qu'ils peuvent affecter parfois une forme paradoxale au point d'être méconnus, comme cela est arrivé dans la question qui nous occupe.

J'ai donc ordonné les deux séries masculine et féminine, non point d'après la taille des sujets mesurés, mais bien d'après la longueur de chacun des six grands os longs des membres, successivement, ce qui a fait douze ordinations différentes. Pour chaque os, l'une et l'autre série ont été divisées en trois groupes égaux représentant les os de petite, moyenne et grande longueur. La taille moyenne correspondante aux divers groupes d'os a été calculée séparément pour chacun d'eux. Enfin pour chacun des trente-six groupes, j'ai divisé la taille moyenne obtenue par la longueur moyenne d'os correspondante. Les quotients constituent les coefficients au moyen desquels on pourra reconstituer la taille en les multipliant par la longueur des os mesurés. C'est ainsi qu'a été dressé le tableau I. Tous les chiffres de ce tableau, par conséquent, résultent de l'observation directe, sans l'intervention d'aucune donnée approximative, formule ou supposition quelconques (tableau I).

III

LES ERREURS ÉVITÉES. LES ERREURS INÉVITABLES ET LEUR FRÉQUENCE DANS L'ÉVALUATION DE LA TAILLE.

On remarquera que les moyennes sexuelles des rapports aussi bien que les moyennes des longueurs d'os et des tailles

(1) *Rapport sur le concours pour le prix Broca* (*Bulletins de la Société d'anthropologie*, 1890).

présentent pour chaque os et dans toute l'étendue du tableau I une régularité presque parfaite. Ce résultat est un indice de l'excellence des chiffres mis en œuvre, et il n'aurait pas été atteint en adoptant le procédé d'ordination d'après la taille. En essayant ce procédé à titre de comparaison pour différents os, j'ai obtenu des rapports à peine variables suivant les groupes formés, tandis que la variabilité de ces rapports se maintient constante et régulière avec le procédé d'ordination d'après la longueur des os. Il est ainsi tenu compte des variations des proportions du corps suivant le sexe, suivant la taille, suivant les variations ethniques ou individuelles elles-mêmes autant que cela est possible, de sorte que le nombre et le quantum des erreurs commises dans l'évaluation de la taille d'après les os longs seront désormais réduits à leur minimum.

A. Les *variations sexuelles* des proportions du corps ne peuvent plus être des causes d'erreur, puisque nous avons des coefficients de reconstitution de la taille différents pour les deux sexes et tout aussi régulièrement variables pour les femmes que pour les hommes.

B. Il est tenu compte également, dans le tableau I, des variations dans les proportions du corps suivant la taille, bien que l'ordination des séries et la formation des groupes n'aient pas été opérées d'après celle-ci. En effet, la longueur des os, qui a servi de base à l'ordination et au sectionnement des séries, est en corrélation assez étroite avec la taille pour que l'échelle des moyennes de taille dans les groupes du tableau soit aussi régulière que l'échelle des longueurs d'os, et presque aussi régulière que si la taille avait servi elle-même de base d'ordination. Le seul avantage de l'ordination et du groupement d'après la taille sera donc conservé. Les os grands appartenant à des individus grands se trouveront toujours multipliés par un coefficient plus faible que les os petits des individus petits. En outre, dans les cas assez nombreux où des individus d'une taille moyenne ou même supérieure à la moyenne auront néanmoins des os absolument courts, il sera tenu compte dans une certaine mesure de leur *microskélie*, puisque la longueur de leurs os sera multipliée alors par le coefficient relativement élevé qui appartient à tous les groupes d'os de moindre longueur. Inversement, les os parfois absolument longs des individus de taille moyenne ou petite mais macroskèles, seront multipliés, conformément au tableau I, par un coefficient faible, d'où résultera un amoindrissement de l'erreur fatale en pareil cas.

C. Ce qui vient d'être dit peut être répété au sujet des variations individuelles, car il s'agit toujours, en définitive, de la macroskélie et de la microskélie. La macroskélie est seulement plus fréquente chez les individus grands et la microskélie plus fréquente chez les petits. Si l'on ordonnait les séries d'après la longueur relative des membres par rapport à la taille, le groupe des macroskèles aurait des coefficients moyens voisins de ceux du groupe d'os de grande longueur du tableau I, tandis que le groupe des microskèles aurait des coefficients voisins de ceux du groupe d'os de petite longueur.

D. Enfin les *variations ethniques* des proportions du corps seront dans le même cas que les précédentes. Il y a des races macroskèles et des races microskèles, comme il y a des individus de ces deux sortes, et les variations individuelles sont bien plus grandes que les variations ethniques les plus accusées. Or les coefficients moyens des os de grande longueur tendant à abaisser la taille et ceux des os de faible longueur tendant à l'élever, il s'ensuit qu'il sera tenu compte dans une certaine mesure de la macroskélie des races comme de celle des individus dont les os seront absolument longs et de la microskélie des races comme de celle des individus ayant des os absolument courts.

Il est vrai que, par exception, la microskélie peut exister avec des membres absolument longs ou au moins de longueur moyenne. Cela ne peut arriver, évidemment, que pour des races d'une stature très élevée. Tel est, vraisemblablement, le cas des Polynésiens. Il s'ensuivrait qu'en multipliant la longueur d'ossements polynésiens par le coefficient correspondant à cette longueur d'os, dans le tableau I, on obtiendrait une taille trop faible.

Il pourrait se faire aussi que la macroskélie existât avec des membres absolument courts. Inutile de dire que la taille, en pareil cas, serait nécessairement très petite; mais il peut y avoir des races humaines ainsi conformées pour lesquelles l'application de nos coefficients donnerait lieu à une erreur en sens contraire de la précédente. Le seul moyen d'éviter les erreurs de ce genre serait de pouvoir diagnostiquer d'après quelque caractère squelettique la macroskélie et la microskélie. Cela n'est pas impossible pour certains cas. Quoi qu'il en soit, le tableau I est, ainsi que je le montrerai plus loin, applicable : 1° à toutes les populations mélangées comme les populations actuelles de l'Europe; 2° aux races quelconques avec des risques d'erreur beaucoup moindres que pour les cas individuels de nos propres séries.

Aux explications qui précèdent il ne sera pas inutile d'ajouter un exemple pour montrer l'influence de l'ordination d'après la longueur des os sur le degré d'exactitude de la reconstitution de la taille.

Soit un individu microskèle dont le fémur mesure seulement 432 millimètres et la taille $1^m,71$ (ce n'est pas un cas imaginaire). Supposons que l'on ait à reconstituer la taille d'un individu semblable d'après la longueur de son fémur. En multipliant cette longueur par le coefficient moyen 3,73 qui correspond à la longueur fémorale de 432 millimètres dans le mode d'ordination d'après la taille, on obtient comme taille $1^m,59$. L'erreur commise est donc de 12 centimètres. Elle est la même si l'on se sert du tableau de M. Rollet. Mais dans le mode d'ordination d'après la longueur des os, on trouve qu'il faut multiplier la longueur 432 millimètres par le coefficient 3,85. Résultat : $1^m,66$. L'erreur se trouve donc réduite à 5 centimètres au lieu de 12, parce que le coefficient fourni par le procédé d'ordination d'après la longueur fémorale a été calculé sur un groupe formé de tous les individus *grands ou petits* ayant les plus petits fémurs.

Supposons maintenant qu'il s'agisse d'une race aussi microskèle en moyenne que l'individu isolé choisi ci-dessus comme exemple. Les résultats seraient les mêmes. Il est vrai qu'une erreur de 5 centimètres sur une *moyenne* serait encore énorme ; mais comme je l'ai dit plus haut, il y a bien peu de chances pour que l'on ait à opérer sur des races présentant une microskélie aussi exagérée ; et de telles races auraient nécessairement une stature très exceptionnelle.

Il vient d'être question des erreurs qu'une méthode correcte permet d'éviter et dont la suppression a été le but principal du présent travail. Or, il y a aussi des erreurs très nombreuses que la méthode la plus parfaite ne saurait éviter : ce sont celles qui résultent nécessairement de la variabilité considérable de la taille pour chaque longueur d'os envisagée en particulier, variabilité qu'une ordination et un groupement rationnels permettent de suivre jusqu'à un certain point dans quelques-unes de ses grandes lignes au moyen de coefficients également variables, mais incapables pourtant de s'adapter à tous les cas. Dans un même sexe, une même population, on peut dire aussi une même race, une longueur d'os donnée correspond *en moyenne* à une taille donnée qui se présentera le plus fréquemment. Mais avec la même longueur d'os se présenteront aussi d'autres tailles plus grandes ou plus petites de 1, 2, 3, 5... *n* centimètres, d'autant plus rares qu'elles s'écarteront davantage de la moyenne. Le coefficient employé aura donc beau être correct et exact pour les cas moyens, il sera par là-même inexact pour les cas divergents, lesquels pourront, dans leur ensemble, égaler et même dépasser le nombre des cas moyens. Avec tout autre coefficient moins exact, on déterminerait la taille exactement dans quelques cas, mais en moins grand nombre. En outre, on risquerait d'autant plus de rencontrer des écarts énormes que l'on emploierait un coefficient plus éloigné de celui qui aboutit à la taille moyenne et centrale correspondante à la longueur d'os envisagée.

Tout cela apparaît clairement au moyen du schéma suivant (fig. 1), qui représente, disposées en une courbe binomiale, une série de tailles variant de 1^{m},55 à 1^{m},65 et correspondantes à une même longueur de fémur N. En multipliant cette longueur de fémur par un coefficient moyen M correspondant exactement à la taille moyenne et médiane 1^{m},60, on déterminera la taille sans erreur dans 25 cas ; avec un écart de $\pm$ 0^{m},01 dans $20 + 20 = 40$ cas ; avec un écart de $\pm$ 0^{m},02 dans $10 + 10 = 20$ cas ; avec un écart de $\pm$ 0^{m},03 dans 9 cas sur 100, etc. L'erreur maximum possible sera $\pm$ 0^{m},05. — Supposons maintenant que l'on se serve d'un coefficient *u* ou *o* trop fort ou trop faible, on n'en déterminerait pas moins la taille véritable dans 10 cas sur 100 ; mais on commettrait, pour tous les autres cas, des erreurs de $\pm$ 1 à $\pm$ 8. Si l'on se servait d'un coefficient x, plus éloigné encore de la médiane, on n'obtiendrait plus une détermination juste que dans 2 cas sur 100. Pour les autres cas l'erreur serait de — 1 une fois, de + 1 cinq fois et, dans ces 6 cas, l'erreur serait moindre que si l'on eût fait usage du meilleur coefficient M. Dans 10 autres cas, l'erreur (+ 2) serait égale de part et d'autre; mais dans tous les 82 autres cas, l'erreur commise varierait de + 3 à + 9 centimètres.

Il importe de remarquer que, dans le cas de l'emploi du coefficient moyen M, il y a de nombreux écarts dans la détermination de la taille, mais ces écarts ne sont pas en réalité

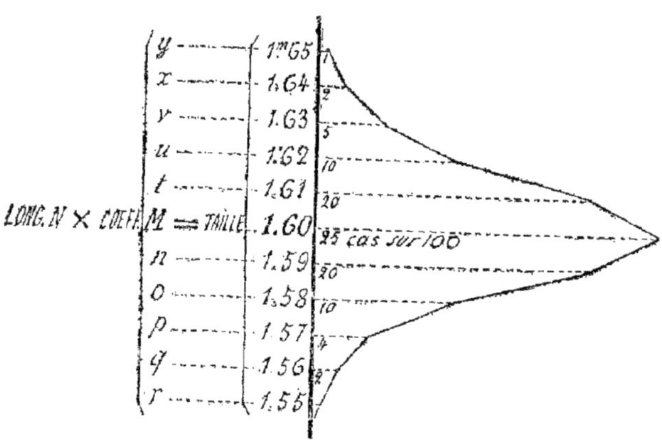

Fig. 1.

des erreurs, car ils résultent uniquement de la diversité des tailles existantes avec une même longueur fémorale. Dans le cas de l'emploi d'un coefficient autre que M, au contraire, beaucoup d'écarts deviennent des erreurs véritables, puisque ces écarts auraient pu être évités grâce à l'emploi d'un meilleur coefficient.

J'ai cherché à donner à la courbe binomiale ci-dessus une largeur de base et une hauteur approximativement correspondantes à la réalité, autant que j'ai pu juger de celle-ci d'après la série de cas étudiée. Pour chaque longueur de chacun des os longs des membres, il existe de même des séries de tailles diverses également réparties suivant des courbes analogues qui s'enchevêtreraient les unes avec les autres. D'après la forme des courbes binomiales, dont la figure 1 offre un spécimen approximatif, on peut prévoir que le nombre des erreurs commises dans la détermination de la taille se trouvera réparti encore suivant une courbe du même genre, si les coefficients employés sont réellement des coefficients moyens ou médians. On aura un groupe de cas pour lesquels la taille sera déterminée à moins de 1 centimètre près ; puis un second groupe plus considérable d'erreurs de ± 1 à 2 centimètres ; puis des groupes rapidement décroissants de ± 3 ou 4, ± 5 ou 6, etc., comme dans le schéma ci-dessus. Or, c'est précisément ce qui est arrivé dans l'essai expérimental que j'ai fait de mes coefficients, de sorte qu'il est plus que probable que les moyennes indiquées dans mes tableaux sont très voisines de l'exactitude parfaite.

Voici comment se répartissent, en moyenne, les écarts que j'ai obtenus en déterminant la taille de 49 individus au moyen de chacun des six grands os longs séparément, en me servant des tableaux II et III ; le module est de 2 centimètres :

Écart de 0 ou moins de 0m,01......	7 (1) cas	= 14
— de ± 1 ou 2 centimètres.....	19	= 10 + 9
— de ± 3 ou 4 —	13,5	= 7 + 6
— de ± 5 ou 6 —	5	= 3 + 2
— de ± 7 ou 8 —	3,5	= 2 + 1
— de ± 9 ou plus..............	1	= 1 + 0 2
Total........	49 cas.	

On voit que le nombre des erreurs commises se répartit suivant une courbe binomiale suffisamment indiquée par les chiffres de droite du tableau ci-dessus. La courbe formée par ces chiffres ressemblerait presque exactement à celle de la figure 1.

Cette dernière montre, en outre, que, dans le cas du coefficient médian M, les erreurs en + ou en — doivent se faire mutuellement équilibre, si la courbe binomiale est d'une régularité parfaite. Or, parmi les 294 déterminations de tailles que j'ai faites à titre d'essai avec chacun des six grands os longs sur les 49 individus de la série mise en œuvre, il y a eu 127 erreurs avec le signe + et 125 avec le signe — ; nouvelle garantie en faveur de la grande approximation de toutes les moyennes employées.

(1) Ce premier chiffre 7 doit être doublé puisque tous les autres ont été obtenus avec un module double (2 centimètres).

IV

VALEUR ABSOLUE DES COEFFICIENTS MOYENS CALCULÉS DIRECTEMENT. ADJONCTION DE COEFFICIENTS INTERCALAIRES ET DE COEFFICIENTS EXTRÊMES. CONSTRUCTION D'UN TABLEAU-BARÊME.

On vient de voir que la taille individuelle ne peut être reconstituée qu'avec une incertitude inévitable, même en se servant de coefficients moyens calculés, comme ceux du tableau I, aussi correctement que possible. Il est presque inutile d'ajouter, après ce qui vient d'être dit, que la plupart des erreurs inévitables avec l'emploi des coefficients moyens seraient tout aussi bien inévitables si l'on possédait un tableau indiquant, de millimètre en millimètre, la taille correspondant à chaque longueur d'os pour chaque sexe, d'après l'observation directe de milliers d'individus. On peut, toutefois, se demander si les coefficients du tableau I, bien que calculés d'après un mode d'ordination correct, l'ont été sur un nombre d'observations suffisant pour fournir des moyennes exactes. Sur ce point, la régularité de l'échelle des tailles et de celle des coefficients pour les trois groupes formés constituerait déjà une garantie, confirmée d'ailleurs par l'application des coefficients.

Cette régularité eût été sans doute plus parfaite, si chaque groupe eût été composé de 15 ou 20 cas au lieu de 8. Mais une modification de 0,01 ou 0,02 dans les coefficients n'aurait pas d'effet sensible.

En outre, les moyennes de longueur d'os sont échelonnées à peu près de 25 en 25 millimètres ou de 20 en 20 pour les os du membre inférieur, et de 15 en 15 millimètres ou de 10 en 10 pour les os du membre supérieur. Ce ne sont pas là de grandes distances; cependant elles peuvent occasionner des erreurs sensibles, surtout lorsque la longueur d'un os est exactement intermédiaire entre deux des moyennes successives indiquées dans le tableau. Mais ces erreurs peuvent être aisément supprimées au moyen des coefficients intercalaires dont nous allons nous occuper. Quant à la grande masse des erreurs résultant, comme on l'a vu, de la variabilité des proportions du corps, elle subsisterait, je le répète, avec un tableau résultant de milliers d'observations. Supposons, par exemple, qu'une échelle de moyennes serrée jusqu'au millimètre indiquât, pour une longueur de fémur de 446 millimètres, une taille de 1^m,650, ce chiffre étant supposé directement fourni par l'observation. Cela n'empêcherait pas un individu fortement macroskèle ou microskèle d'avoir, avec cette même longueur fémorale, une taille de 1^m,75 ou de 1^m,55. L'exactitude absolue de la moyenne de la taille correspondant à un fémur de 446 millimètres n'aurait donc servi qu'à faire attribuer à cet individu une taille inférieure ou supérieure de 10 centimètres *exactement* à sa taille réelle. Et les légères inexactitudes résultant du nombre relativement faible des observations mises en œuvre dans le tableau I auraient pour effet insignifiant de diminuer ou d'augmenter cette erreur de quelques millimètres.

Il y aurait donc à recueillir un nombre énorme d'observations un avantage trop minime pour justifier la peine que coûterait un semblable travail, et les chiffres que nous possédons doivent être considérés comme très suffisants pour atteindre le but poursuivi.

Il est possible d'éviter encore une cause d'erreurs et de rendre en même temps plus commode la détermination de la taille d'après la longueur des os.

On peut remarquer, dans le tableau I, que les coefficients moyens, calculés d'après les chiffres obtenus par l'observation directe, diminuent toujours assez régulièrement en même temps que s'élèvent les longueurs moyennes de chaque os. C'est ainsi, par exemple, qu'aux moyennes fémorales successives de 422, 446 et 475 millimètres correspondent les coefficients 3.85, 3.73 et 3.61. Il y a évidemment, entre les différents termes de ces deux progressions, de la place pour des chiffres intermédiaires aisément fournis par le calcul. Ces derniers chiffres une fois placés, on pourra de même intercaler entre eux de nouveaux coefficients moyens, de telle sorte qu'entre deux moyennes successives de longueur d'os il ne reste plus que des différences de 3 à 5 millimètres.

Ce n'est pas qu'un même coefficient moyen ne puisse servir de multiplicateur à des longueurs d'os variant de 1 et même 2 centimètres, étant donné que la taille ne peut être mesurée ou reconstituée qu'à un centimètre près tout au plus dans les cas individuels. En expérimentant sur les vingt-quatre cas de la série masculine, je n'ai point obtenu, par le fait, de meilleurs résultats avec quinze coefficients pour chaque os, qu'avec les trois coefficients moyens du tableau I. Le résultat a été plus rapproché de la taille réelle dans certains cas, mais plus éloigné, au contraire, dans un nombre égal d'autres cas, fait qui n'a pas besoin d'explication après le paragraphe précédent.

Mais lorsqu'il s'agit de reconstituer la taille moyenne de groupes d'individus, ce qui est plus fréquent et plus important en anthropologie, la trop grande distance entre deux coefficients moyens successifs devient une cause d'erreur assez grave ; d'abord, parce qu'une différence de 3 ou 4 centimètres entre les moyennes de taille de deux populations ou catégories d'individus constitue en elle-même un fait important ; ensuite, parce qu'une erreur dans la détermination d'une taille moyenne n'a pas la même inéluctabilité, en général, que les erreurs résultant des variations individuelles, par le fait même qu'il s'agit d'une moyenne.

S'il importe peu que la taille d'un individu isolé soit reconstituée à l'aide des coefficients moyens qui correspondent précisément aux longueurs osseuses de cet individu, ou bien à l'aide d'un coefficient voisin qui, peut-être 40 ou 50 fois sur 100, se trouvera être mieux approprié à ce cas que le coefficient moyen et régulier, il n'en est pas de même lorsqu'il s'agit de reconstituer une taille moyenne. Il y a nécessité alors de se servir du coefficient précis qui correspond en moyenne à la longueur d'os envisagée. C'est pourquoi il faut avoir des coefficients assez nombreux pour que chaque longueur osseuse ait le sien, ou tout au moins pour que la différence entre deux coefficients successifs soit pratiquement négligeable.

L'inconvénient du petit nombre des coefficients du tableau I est surtout sensible lorsqu'on doit opérer sur une longueur osseuse exactement intermédiaire entre deux moyennes du tableau, car on a l'embarras du choix entre deux coefficients également éloignés qui, en outre, correspondent l'un et l'autre à des longueurs déjà très notablement différentes.

Or, il est facile de parer à cet inconvénient par l'adjonction au tableau I de chiffres intercalaires qui, pour n'avoir pas été calculés directement, n'en auront pas moins la même justesse que ceux de l'échelle primitive. Ainsi, entre les longueurs fémorales 422 et 446, on intercalera la longueur intermédiaire 434 à laquelle conviendra un coefficient 3.79, également intermédiaire entre les coefficients 3.85 et 3.73, et ainsi de suite. Et, comme ces chiffres sont encore trop espacés, on doublera encore leur nombre en intercalant entre les longueurs 422 et 434 la longueur 428, entre les coefficients 3.85 et 3.79 le nouveau coefficient 3.82 qui correspond à la longueur 428, et ainsi de suite d'un bout à l'autre du tableau. Les chiffres primitifs obtenus directement auront ainsi servi, en quelque sorte, de squelette au nouveau tableau et auront servi à maintenir la totalité de ce tableau dans les données de l'observation. Ces chiffres primitifs seront indiqués dans les tableaux II et III par des caractères gras. Doubler une fois de plus le nombre des chiffres intercalaires serait superflu, car déjà le nombre des longueurs osseuses inscrites au tableau est devenu assez grand pour que les tailles correspondantes ne soient plus espacées que de centimètre en centimètre aux environs de la moyenne générale.

Il n'y a donc plus besoin de coefficients, puisque l'on peut inscrire en regard de chaque longueur d'os la taille qui lui correspond. Lorsqu'il s'agira d'une longueur osseuse intermédiaire entre deux des longueurs inscrites au tableau, alors on n'aura qu'à lui attribuer une taille également intermédiaire entre les deux tailles inscrites en face de ces longueurs, au moyen d'une opération que le plus mauvais calculateur pourra faire mentalement, d'autant plus que la précision, en pareille matière, ne saurait aller jusqu'au millimètre. S'il est convenable de s'exprimer en millimètres dans la mesure et la reconstitution de la taille, c'est simplement pour utiliser aussi bien que possible l'instrument dont on se sert, et pour assurer autant qu'on le peut la précision du chiffre des centimètres.

L'interpolation de coefficients nouveaux entre chacun des coefficients fournis par l'observation directe ne présente aucune difficulté. Mais le tableau ainsi obtenu se trouve trop court, puisqu'il s'arrête, pour la taille masculine, à 1^{m},71 et à 1^{m},62, limites au delà desquelles on rencontre encore beaucoup d'individus. Il s'agit donc maintenant de prolonger en haut et en bas le tableau commencé.

Or, le nombre des cas observés directement n'a pas été suffisant pour nous fournir plus de trois groupes. Il en résulte que nous n'avons aucun chiffre pour nous guider dans la prolongation dont il s'agit. On a toutefois vu les coefficients devenir de plus en plus forts à mesure que la longueur des os et de la taille devenait plus faible, et la progression qui a été constatée jusqu'à la limite observée doit évidemment se continuer plus ou moins loin au delà de cette limite. Puisque cette limite est une moyenne arithmétique, on peut continuer régulièrement la progression des coefficients jusque vers une distance égale à la moitié de celle qui sépare la moyenne de chaque groupe extrême de la moyenne du groupe central. On arrive ainsi à attribuer, par exemple, à la longueur fémorale 410 millimètres, le coefficient 3.91 avec la certitude d'être très près de la vérité. Mais on n'a prolongé ainsi le tableau que jusqu'à la taille 1^{m},60, ce qui est insuffisant, car beaucoup d'hommes ont une taille encore inférieure à celle-là, et il est convenable d'allonger le tableau tout au moins jusqu'à la limite à laquelle peut descendre la taille *moyenne* dans les races humaines.

Or, nous sommes cependant arrivé à la limite permise par l'observation directe, et il serait dangereux de supposer que la progression remarquée jusqu'ici dans l'échelle des coefficients doive se continuer avec une *raison* toujours identique. Cette supposition aboutirait d'ailleurs à un résultat mathématiquement absurde. Si, en effet, la raison de la progression restait toujours la même, on arriverait à une certaine longueur fémorale, gigantesque il est vrai, dont le coefficient serait 1.00, c'est-à-dire que la taille serait égale à la longueur du fémur. Cette impossibilité nous indique déjà que, si le coefficient par lequel on doit multiplier la longueur d'un os croît jusqu'à une certaine longueur, cet accroissement a une limite. On est même conduit à penser que les progressions croissante et décroissante de la série des coefficients, au-dessus et au-dessous du coefficient moyen, doivent être des progressions à raison variable, diminuant à chaque terme à partir de la moyenne centrale qui sert de point de départ.

Utilisons cette induction mathématique. Le coefficient moyen central de la série étudiée représente le rapport moyen de la longueur d'os à la taille, et nous savons que ce rapport moyen résulte des rapports variant de la microskélie à la macroskélie très accentués déjà dans le groupe central qui a servi à constituer le coefficient moyen. Pourquoi les coefficients des deux groupes extrêmes diffèrent-ils du précédent? C'est parce que la macroskélie devient plus fréquente à mesure que la longueur osseuse et la taille s'élèvent; parce que la microskélie devient aussi plus fréquente à mesure que la taille diminue avec la longueur des membres. Il arrive que, vers les extrémités de la série, il n'y a plus guère que des macroskèles ou des microskèles par rapport aux proportions moyennes du corps exprimées par le coefficient moyen central. Cela suffit pour expliquer les progressions croissante et décroissante des coefficients au-dessous et au-dessus du centre de la série; il n'est pas nécessaire de recourir en même temps à un accroissement parallèle du degré de macroskélie ou de microskélie. Il est très probable que ce degré augmente en même temps que s'accroît le nombre des individus macroskèles ou microskèles; mais il n'est pas moins probable que ces individus, dont se composent presque exclusivement les groupes extrêmes, n'ont pas une macroskélie ou une microskélie plus fortes que celles des individus les plus macroskèles ou microskèles du groupe central. Autrement dit, c'est bien plus par leur fréquence que par leur degré que la mascrokélie ou la microskélie influent sur la progression ascendante ou descendante des coefficients. Il doit y avoir pour le tronc un minimum de longueur *nécessaire* et un maximum de longueur relative au delà duquel les organes de nutrition et d'innervation centrale présenteraient un excès de développement plus que superflu. C'est ce qui a lieu chez certains nains et d'une façon plus curieuse encore chez le célèbre homme-tronc à peu près complètement dépourvu de membres. Mais nous n'avons pas à nous occuper ici des conditions physiologiques anormales qui doivent exister pour ces monstruosités; nous devons, au contraire, nous renfermer dans les limites les plus régulières, afin d'obtenir des chiffres applicables avec une approximation suffisante, au moins entre les limites de l'*écart probable* des séries normales.

Le nombre des sujets observés s'est trouvé très suffisant pour indiquer l'existence de la progression de nos coefficients; mais il faudrait un nombre de cas beaucoup plus considérable pour indiquer le mode exact de cette progression. Aux motifs qui viennent d'être indiqués en faveur de la diminution graduelle de la raison de la progression à mesure que l'on s'éloigne du terme moyen, je puis ajouter que le rapport de la longueur tibiofémorale à la taille = 100 oscille entre les deux limites peu étendues (45.8 à 51.5 dans la série des 24 hommes adultes). Si l'on divise cette série en trois groupes égaux, formés d'après la taille, on trouve, en outre des rapports maximum et minimum, très peu de différence d'un groupe à l'autre :

		Moyenne.	Minima.	Maxima.
Hommes	petits	47.6	45.8 et 46.6	49.4 et 48.8
	moyens	48.5	47.1 et 47.2	50.2 et 49.7
	grands	50.1	48.8 et 48.8	51.7 et 51.5

Cherchant un cas extrême, j'ai calculé le même rapport chez le géant Joachim dont la taille était $2^m,10$. On obtient 48.8, c'est-à-dire un rapport à peu près égal à la moyenne générale, de sorte que pour reconstituer la taille de ce géant d'après la longueur de son fémur et de son tibia, il faudrait se servir du coefficient des hommes de moyenne taille. La supposition que la progression des coefficients continue à suivre régulièrement la progression de la taille ou de la longueur des os conduirait donc ici à commettre une erreur énorme. Tel n'est pas, sans aucun doute, le cas de tous les géants, mais cet exemple prouve au moins que les proportions du corps peuvent être ordinaires chez un géant, et il contribue à prouver qu'il sera prudent de ne pas allonger l'échelle des coefficients de reconstitution de la taille au delà des coefficients *maximum* et *minimum* donnés par l'observation directe.

C'est pourquoi, dans la construction des tableaux II et III, la progression des coefficients n'a été supposée se continuer au-dessus ou au-dessous des coefficients extrêmes directement calculés que jusqu'à une distance égale à la moitié de la distance comprise entre ces derniers coefficients et le coefficient central de chaque os. Les coefficients intercalaires entre les trois coefficients moyens ont été séparés par des intervalles égaux entre eux, cette égalité ne pouvant entraîner que des erreurs négligeables au cas où, conformément aux considérations précédentes, elle ne devrait pas exister. Mais à partir des derniers barreaux supérieurs et inférieurs de l'échelle des moyennes, la raison de la progression a été progressivement réduite à chaque terme jusqu'à la limite indiquée ci-dessus et qui, pour le fémur masculin par exemple, se trouve à 410 millimètres correspondant à une taille de 1m,59. La longueur suivante a été multipliée par le même coefficient et j'ai admis, conformément aux probabilités, une augmentation d'une unité pour les coefficients ultimes destinés à multiplier toutes les longueurs osseuses dépassant les limites du tableau. De telles longueurs sont assez rares, car elles correspondent à des tailles éloignées de ± 14 à 16 centimètres de notre taille moyenne.

Il est inutile de faire un tableau spécial pour chaque os long. Les trois moyennes calculées pour les différents os mesurés doivent en effet correspondre chacune à une même taille, non pas avec une exactitude certaine et absolue, mais avec une approximation très suffisante, puisque, je le répète, il ne faut pas songer à déterminer la taille d'après la longueur des os avec une précision allant jusqu'au millimètre quand la mensuration directe sur un individu vivant n'est pas susceptible elle-même d'une telle précision. J'ai pris toutefois la précaution, avant de réunir tous les os en un seul tableau, de m'assurer que les différentes longueurs osseuses situées sur une même ligne horizontale correspondaient bien à une même taille à quelques millimètres près quand on multipliait chacune de ces longueurs par le coefficient calculé spécialement pour elle d'après la série d'observations mise en œuvre.

Les tableaux II et III peuvent donc servir à un autre usage qu'à la détermination de la taille : on y trouvera en un clin d'œil quelle est la longueur humérale, ou cubitale, ou radiale, ou tibiale, etc., correspondante à telle longueur de fémur et vice versa. Il va sans dire qu'il ne s'agit là aussi que d'une correspondance moyenne, puisqu'il existe sous ce rapport des variations individuelles et ethniques assez étendues. Mais les tableaux pourront être consultés à ce point de vue par les médecins légistes pour obtenir des correspondances probables, par les artistes pour obtenir des correspondances moyennes, par les anthropologistes pour savoir, sans l'aide du calcul, si tel os est plus ou moins long par rapport à tel autre et s'écarte des proportions moyennes dans notre population. Il y a donc là une série nouvelle d'applications utiles.

Comme disposition, le double tableau II et III diffère peu des tableaux publiés antérieurement en vue de la reconstitution de la taille ; mais en vertu du mode nouveau d'utilisation des données qui ont servi à le construire, il présente des chiffres très différents des chiffres anciens, excepté au voisinage des médianes où la concordance est nécessairement presque parfaite. Ainsi la longueur fémorale 458 millimètres (♀) qui correspondait, d'après le tableau de M. Rollet (*loc. cit.* p. 119), à la taille 1^{m},72 et à la longueur péronière 370, correspond ici à la taille 1^{m},65 et à la longueur péronière 361. La longueur fémorale 415 millimètres (♂) qui correspondait à la taille 1^{m},52 et à la longueur humérale 298 millimètres, correspond ici à la taille 1^{m},60 et à la longueur humérale 309 millimètres, etc.

On peut remarquer dans ces tableaux qu'à une même longueur de fémur, de tibia, etc., correspond une taille sensiblement plus élevée chez les hommes que chez les femmes. C'est ainsi qu'à la longueur fémorale de 393 millimètres répond la taille de 1^{m},50 pour les femmes et 1^{m},53 pour les hommes. Il s'ensuit que, pour une même taille, le membre inférieur est plus court et le tronc plus long chez les hommes que chez les femmes. Et cependant c'est le contraire qui a lieu si l'on considère l'ensemble des deux sexes : on peut voir dans le tableau I que les coefficients moyens sont toujours plus forts dans le sexe féminin si l'on compare entre eux des groupes homologues.

Il y a donc là un fait, jusqu'alors inconnu, dont l'apparence paradoxale pourrait inspirer des doutes au sujet de l'exactitude des tableaux. Mais c'est au contraire un mérite pour ces tableaux d'avoir mis en évidence le fait en question, car il est très réel et en même temps très intéressant.

Pour le contrôler, j'ai relevé dans les archives du service d'identification anthropométrique de la préfecture de police de Paris, grâce à l'obligeante permission de M. Alphonse Bertillon, les mesures de 150 femmes et de 150 hommes adultes de trente à quarante ans et de même taille. Ayant formé plusieurs groupes parmi ces femmes et ces hommes de même taille afin de multiplier les comparaisons, j'ai constamment obtenu le même résultat, à savoir que la longueur du membre inférieur est plus grande chez les femmes que chez les hommes de taille égale bien que le contraire ait lieu incontestablement si l'on considère les moyennes de chaque sexe. On trouvera l'interprétation de ce fait avec ses preuves dans mon mémoire sur les proportions des membres. Il n'est signalé ici qu'à titre de vérification de mes tableaux. Si les moyennes qui ont servi à la construction de ceux-ci eussent été entachées d'inexactitudes sensibles, la faible inégalité sexuelle énoncée ci-dessus eût eu beaucoup de chances pour être masquée ou même renversée (comme c'est arrivé pour le premier des trois groupes de longueurs fémorales, tableau I), tandis qu'au contraire il est ressorti très nettement dans les dix-sept autres groupes.

V

DES RÉSULTATS OBTENUS AU MOYEN DES TABLEAUX PRÉCÉDENTS. EMPLOI D'UN SEUL OS OU DE PLUSIEURS OS. RECTIFICATIONS IMPOSÉES PAR L'ÉTAT FRAIS OU SEC DES OS ET PAR L'ALLONGEMENT CADAVÉRIQUE DE LA TAILLE.

Il a été déjà question, à propos de la valeur des coefficients moyens exposés dans le tableau I, du degré de certitude que peuvent avoir les résultats obtenus avec ces coefficients. Ce qui a été dit alors sur ce point s'applique aussi aux résultats obtenus au moyen des tableaux II et III, mais il sera utile de compléter ces indications en mettant sous les yeux des lecteurs les résultats de la théorie en regard de la réalité. La figure ci-après remplira ce but de la façon la plus claire.

La ligne F représente la série ordonnée des longueurs fémorales des vingt-quatre cas de notre série masculine. La ligne T, beaucoup plus irrégulière, représente la courbe des tailles réelles mesurées dans ces vingt-quatre cas. Enfin les points isolés situés soit au-dessus soit au-dessous de la ligne F indiquent la taille donnée pour chacun de ces vingt-quatre cas par les tableaux II et III. Ainsi chacun des vingt-quatre cas A, B, C, D,... Z présente, sur une même ligne verticale : 1° sa longueur fémorale ; 2° sa taille réelle ; 3° sa taille calculée. Si les proportions du corps étaient invariables, les deux courbes F et T seraient parallèles entre elles et se superposeraient même, car l'échelle des longueurs fémorales et celle des tailles ont été placées de façon que la taille moyenne soit à la même hauteur que la longueur fémorale moyenne, et les deux échelles ont été réduites à la même dimension. Mais on voit combien ce parallélisme est loin d'exister; ce n'est qu'en envisageant l'ensemble de la figure que l'on voit la taille s'élever avec la longueur fémorale, et cela prouve bien qu'il est impossible de reconstituer avec quelque précision chaque taille individuelle à l'aide de formules ou de coefficients nécessairement

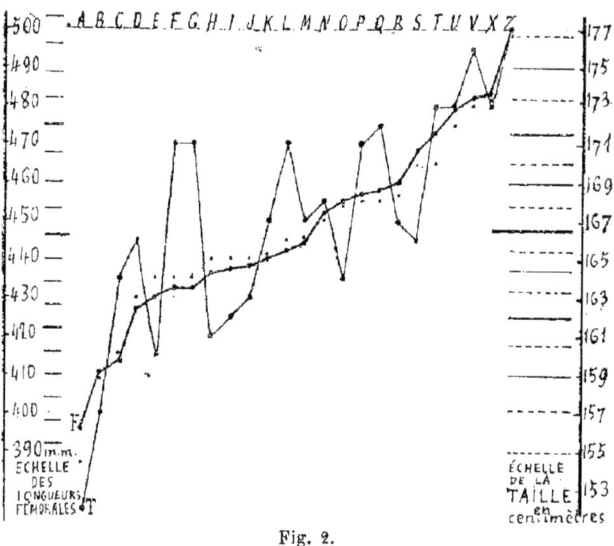

Fig. 2.

basés sur des moyennes. Ce que l'on peut obtenir, et ce à quoi l'on arrive au moyen des tableaux II et III, c'est que la taille calculée pour chaque individu soit à peu près exactement celle qu'aurait cet individu si sa taille était proportionnée moyennement à sa longueur fémorale, avec les seules différences dont la généralité nous a permis de tenir compte soit par la séparation des sexes, soit par l'ordination et le groupement des séries d'après les longueurs osseuses. C'est ainsi que les points isolés indiquant les tailles calculées sont situés, pour les cas dont la longueur fémorale est inférieure à la moyenne, au-dessus de la ligne F (microskélie régulière) et pour les autres cas au-dessous de la ligne F (macroskélie régulière).

Mais les oscillations énormes de la ligne T montrent combien les variations macroskéliques et microskéliques sont irrégulières en réalité dès que l'on envisage des cas particuliers. Il est évidemment impossible de reconstituer, à l'aide de formules basées sur des règles générales, la taille d'individus tels que A, C, F, G, L, O, S, sans commettre des écarts de plusieurs centimètres. Or le nombre de ces individus s'élève, dans cette série, presque au tiers du nombre total des cas, de sorte qu'une formule incorrectement établie, et qui conduirait à des erreurs dans les cas réguliers, aurait par ce fait à son actif un certain nombre de succès, comme l'a déjà montré la figure 1. Pour peu que le hasard la favorisât dans une série de quelques essais, elle pourrait même sembler meilleure qu'une formule correcte.

Il n'en reste pas moins vrai que c'est sur les proportions moyennes du corps que doit être basée une formule de reconstitution de la taille pour fournir des résultats exacts dans le plus grand nombre possible de cas.

En comparant, sur la figure ci-dessus, les divisions de l'échelle des tailles avec celles des longueurs fémorales, on peut remarquer que les premières ne sont pas également espacées et qu'elles sont plus éloignées les unes des autres au-dessus et au-dessous des traits pleins, correspondant aux coefficients extrêmes du tableau I, qu'au voisinage du trait central. Il s'ensuit que, vers les extrémités, chaque millimètre de longueur osseuse correspond à un plus grand nombre de millimètres de taille que vers le centre. Ce fait n'est autre chose que la conséquence de l'irrégularité de la progression des coefficients que j'ai démontrée plus haut.

La figure précédente indique aussi nettement que possible l'écart existant en général et inévitable entre les résultats du calcul de la taille et la taille réelle. Le tableau suivant indiquera plus précisément le nombre relatif des cas heureux et le quantum des erreurs commises en opérant successivement sur chacun des quarante-neuf cas qui ont servi de base à la construction des tableaux II et III. Chaque os a été utilisé isolément.

TABLEAU IV.

Nombre d'erreurs commises dans la détermination de la taille d'après chacun des six grands os des membres en opérant successivement au moyen des tableaux II et III sur quarante-neuf individus des deux sexes et de taille connue.

Erreur en centimètres.	Fémur.	Tibia.	Péroné.	Humérus.	Radius.	Cubitus.
0	4	6	7	4	5	5
1	11	13	10	14	7	10
2	8	9	7	11	14	10
3	10	8	8	6	5	7
4	9	5	5	4	8	6
5	2	4	6	3	»	»
6	2	3	3	3	2	3
7	2	3	1	3	2	4
8	»	1	2	1	3	3
9	»	1	»	»	2	»
10	1	1	»	»	»	»
12 ou 14	»	»	»	»	1	1

En condensant ce tableau on voit que la détermination de la taille, dans les cas particuliers, peut se faire exactement ou sans erreur bien sensible dans la moitié des cas, avec une erreur de 3 à 5 centimètres dans un tiers environ des cas et que les erreurs dépassant 5 centimètres ne se produisent guère que dans un septième des cas.

On voit aussi que, d'après le tableau précédent, les divers os longs des membres jouissent d'une valeur à peu près égale au point de vue de la détermination de la taille. Les différences rencontrées dans le tableau pourraient être dues au hasard. Il est probable toutefois qu'il n'en est pas ainsi pour l'infériorité assez sensible des résultats obtenus avec le radius et le cubitus. Cette supériorité résulte vraisemblablement de ce que ces deux os, étant les plus courts, possèdent les coefficients de reconstitution les plus élevés. Une variation de $0^{m},003$ dans la longueur du radius, par exemple, sera multipliée par le coefficient 7, tandis que la même variation dans la longueur du fémur sera multipliée par le coefficient 3.5. L'erreur sera donc doublée dans le premier cas, si la variation dont il s'agit n'est pas en rapport avec une variation de la taille.

Il est inutile de dire qu'il n'existe aucun rapprochement à faire entre les erreurs commises dans les cas individuels et les erreurs commises sur des moyennes. Le tableau précédent ne concerne en rien ces dernières, au sujet desquelles les matériaux nécessaires à un contrôle nous font défaut. J'ai déjà dit que pour les 294 essais particuliers (49 × 6) qui ont servi à dresser le tableau précédent, le nombre des erreurs en plus est presque absolument égal au nombre des erreurs en moins, de sorte que la moyenne de la taille calculée pour toute la série serait la même que la taille réelle. Cela résulte nécessairement du fait qu'il s'agit de la série même qui a servi au calcul des coefficients utilisés. Il en serait de même, d'ailleurs, pour toute série de cas ayant une provenance analogue. Mais s'il s'agissait d'une série d'individus provenant d'une race ayant des proportions du corps sensiblement différentes de nos proportions moyennes, et si ces individus étaient tous ou en grande majorité soit macroskèles soit microskèles par rapport à l'ensemble de la série étudiée ici, alors l'application de nos tableaux à une telle série conduirait évidemment à une moyenne plus ou moins erronée. Les cas individuels se présenteraient alors avec une erreur presque toujours, soit en plus soit en moins, et par conséquent non susceptible de compensation.

Il est plus que probable qu'il existe certaines populations pour lesquelles il en serait ainsi. La plupart des nègres d'Afrique mesurés jusqu'à présent par divers auteurs ont présenté une macroskélie bien accentuée qui est considérée, par suite, comme un caractère nigritique.

Nos tableaux appliqués à des nègres leur attribueraient donc une taille trop élevée en moyenne et dans la majorité des cas, surtout si l'on opérait sur le tibia et le radius qui, on le sait, sont généralement très longs par rapport au fémur et à l'humérus. Ce dernier fait, il est vrai, permettrait de penser que c'est uniquement sur les os de la jambe que porte l'excès de longueur du membre inférieur relativement à la taille. Dès lors nos tableaux appliqués à des individus de race nègre pourraient fournir des résultats exacts à la condition d'opérer sur des fémurs ou des humérus à l'exclusion, au moins partielle, des os de la jambe et de l'avant-bras. C'est une hypothèse à vérifier, et j'exposerai plus loin quelques expériences à ce sujet. Pour ce qui est de notre race, j'ai observé une certaine communauté d'accroissement presque constante entre la longueur des segments proximaux et celle des segments distaux des membres par rapport à la taille.

Il me faut citer des chiffres à ce sujet, car le fait est intéressant en lui-même, et il se rapporte en même temps à la question de savoir si la détermination de la taille gagne en précision lorsqu'elle est faite d'après deux ou plusieurs os au lieu d'un seul.

Les tableaux V et VI indiquent les résultats de mes essais sur chacun des vingt-quatre sujets de la série masculine et des vingt-cinq sujets de la série féminine. Les os sont désignés par leurs initiales.

On voit avec quelle constance l'erreur commise avec un os se maintient avec le même signe quand on opère, soit sur un autre os soit avec plusieurs os dont on prend le résultat moyen.

Il faut remarquer que si l'erreur change quelquefois de signe, c'est dans les cas où le chiffre de l'erreur est très voisin de 0, tandis que lorsque l'erreur est très forte avec un os, elle conserve son signe et ne diminue guère avec les autres os.

Ainsi c'est à peine si l'on peut saisir quelque avantage dans l'emploi de plusieurs os au lieu d'un seul. Si l'erreur se trouve ainsi diminuée dans un certain nombre de cas, elle est augmentée dans d'autres, si bien que la somme de toutes les erreurs commises dans l'ensemble de la série reste sensiblement identique pour toutes les séries d'opérations. L'emploi du fémur seul ou du tibia seul semble bien être un peu moins avantageux que l'emploi de deux ou plusieurs os adjoints ensemble, mais on peut se demander si cet avantage n'est pas dû au hasard, quand on voit le minimum de l'erreur moyenne obtenu avec l'humérus seul dans le tableau V.

L'avantage des opérations faites avec quatre os paraîtrait assez marqué dans le tableau VI, si l'on ne remarquait que les deux erreurs maxima commises avec le fémur (n°s 1 et 43) se trouvent maintenues, et que s'il y a six zéros dans la colonne des quatre os, il y en a quatre dans celle du fémur, dont trois appartiennent à des cas pour lesquels l'erreur a été augmentée avec les quatre os. Il est vrai qu'il y a réciprocité sous ce rapport entre les deux colonnes, mais cela montre au moins que notre série d'expériences n'est pas assez forte pour que l'on puisse formuler une conclusion exempte de doute. Ce qui est certain, c'est que si l'emploi de plusieurs os présente un avantage, cet avantage est assez minime en général. On verra, toutefois, plus loin, que l'emploi de deux ou plusieurs os est parfois un correctif de certaines erreurs dans la détermination de la taille.

Je ferai observer incidemment que le tableau V suffirait pour démontrer le parallélisme général du développement des membres supérieurs et inférieurs, mais je montrerai ce fait avec plus de netteté et de précision dans un prochain mémoire.

Il s'est agi, dans les pages précédentes, de la valeur propre des résultats obtenus dans la détermination de la taille à l'aide des tableaux II et III. Il ne sera pas inutile de comparer ces résultats avec ceux que l'on obtiendrait en se servant des rapports ou tableaux proposés par mes prédécesseurs dans l'étude de cette question. J'ai fait cette comparaison pour le fémur et pour l'humérus sur les quarante-neuf sujets masculins et féminins des deux séries déjà utilisées. Les erreurs sont exprimées en centimètres comme précédemment.

TABLEAU VII.

Nombre des erreurs de 0 à n centimètres sur 49 cas.

	0 et 1cm	2 et 3cm	4 et 5cm	6 et 7cm	8 et 9cm	10 et 11cm	12cm
Fémur.							
Avec les rapports de M. Topinard.....	9	12	13	6	8	1	»
Avec les rapports de M. Rollet........	8	15	8	10	5	2	1
Avec les tableaux de M. Rollet........	11	11	12	6	8	»	1
Avec mes coefficients.	20	13	10	3	1	1	»
Avec mes tableaux..	15	18	11	4	»	1	»
Humérus.							
Avec les rapports de M. Topinard.....	9	17	10	7	3	1	2
Avec les rapports de M. Rollet........	9	15	15	7	2	1	»
Avec les tableaux de M. Rollet........	12	13	13	7	4	»	»
Avec mes coefficients.	20	13	10	4	2	»	»
Avec mes tableaux..	18	17	7	6	1	»	»

J'ai donc réussi à augmenter de moitié ou du tiers les cas les plus heureux (erreurs de 0 à 15 millimètres) et à diminuer presque de moitié le nombre des cas les plus malheureux (erreurs dépassant 5 centimètres). J'ai montré pourquoi l'on ne peut guère arriver à un meilleur résultat, même en mettant en œuvre des séries de centaines de cas, puisque les erreurs commises sont entièrement dues à la variabilité des proportions du corps et non plus en partie à des vices de méthode. C'était surtout pour les longueurs éloignées de la moyenne que péchaient les anciens tableaux. Quant aux cas très voisins de la moyenne, ils ne peuvent évidemment se ressentir des perfectionnements introduits que dans une très faible mesure, puisque les coefficients moyens correspondent toujours aux tailles moyennes et aux longueurs d'os moyennes, quelle que soit la façon dont on établit les divisions des séries, aussi bien que si l'on se contente de calculer un coefficient unique.

Il serait utile de dresser un tableau analogue au précédent avec des déterminations de taille faites avec les os de sujets de taille connue et autres que ceux qui ont figuré dans les séries mises en œuvre dans ce mémoire. Je me bornerai à donner plus loin, à titre de spécimen, les résultats des essais que j'ai pu faire sur les os de sept hommes français, dont la taille a été mesurée de leur vivant, et sur le géant Joachim (français) mesuré par Broca sur la table de l'amphithéâtre. On va voir que ce détail a son importance.

La taille déterminée d'après la longueur des os est, en effet, la taille cadavérique. Ce fait résulte de ce que tous les tableaux servant à la reconstitution de la taille ont été dressés d'après des documents recueillis sur des sujets dont la taille n'a été mesurée qu'après leur mort. Or, la taille du cadavre est certainement supérieure à celle du vivant.

Déjà la taille s'allonge un peu, sur le vivant même, dans le décubitus dorsal. Sur six hommes que M. le docteur Ch. Féré a bien voulu mesurer sur ma demande dans son service d'hôpital, et sur quatre femmes mesurées par moi, l'allongement a été voisin de 2 centimètres. Il est dû sans doute à l'effacement partiel des courbures de la colonne vertébrale et à un léger écartement des surfaces articulaires que la station debout tend à rapprocher.

Cette différence doit s'accroître sur le cadavre couché, en vertu de la disparition complète des contractions et de la tonicité musculaires qui font obstacle, jusqu'à un certain point, à l'allongement de la taille sur le vivant placé dans le décubitus dorsal. Il est donc plus que probable que la taille mesurée sur le cadavre doit être supérieure de 2 centimètres au moins à la taille mesurée sur le vivant.

Ce chiffre devrait encore être augmenté d'après la différence qui existe entre la taille moyenne des Parisiens mesurés vivants et la taille des Parisiens mesurés après leur mort.

La moyenne fournie par le recrutement militaire et par le service d'identification de M. Alphonse Bertillon = 1^{m},65. Ayant relevé, d'autre part, la taille de 150 Parisiens de vingt à soixante ans dans le registre des pesées cérébrales de Broca, j'ai obtenu comme taille moyenne 1^{m},68. Or, une série de 150 individus étant parfaitement suffisante pour fournir, quant à la taille, une moyenne stable à 5 millimètres près, il faudrait admettre que la taille cadavérique dépasse en moyenne de 25 millimètres au moins la taille mesurée sur le vivant. Et, puisque tous les chiffres mis en œuvre dans cette étude ont été recueillis sur des cadavres, il faudrait réduire de 25 millimètres toutes les tailles déterminées d'après nos tableaux, si l'on voulait déterminer la taille vivante, ce qui est évidemment le but visé.

On peut cependant se demander si quelque cause, notamment la rigidité cadavérique, ou bien quelque autre difficulté provenant de la mise en position des cadavres, n'aurait pas conduit M. Rollet à obtenir sur ses cadavres des chiffres trop faibles et se rapprochant ainsi des chiffres qui auraient été obtenus sur le vivant. Mais la rigidité cadavérique ne semble pas pouvoir être invoquée ici, car M. Rollet a mesuré ses sujets non à l'hôpital, mais au laboratoire d'anatomie, et, dit-il, « généralement dans la semaine qui a suivi le décès ». Les mensurations ont donc été effectuées longtemps après le décès des sujets, et alors que les cadavres avaient subi déjà divers déplacements ou transports soit à bras, soit en voiture, soit sur des brancards, sans compter les manipulations opérées en vue de la mesure de la taille. Quant à cette opération elle-même, elle a été faite, sans aucun doute, avec beaucoup de soin. On n'est donc pas autorisé à négliger la différence dont il s'agit, bien que M. Rollet n'y ait pas pris garde et n'en ait point tenu compte dans les reconstitutions de tailles qu'il a lui-même tentées au moyen de ses tableaux.

Ainsi, dans le seul cas donné comme exemple par lui (p. 121 de son mémoire), le cas du supplicié Gonachon qui, *de son vivant*, avait une taille de 1m,65, cet auteur s'est félicité d'avoir obtenu, d'après ses tableaux synoptiques, 1m,652. Mais c'était là la taille indiquée par les tableaux pour le cadavre de Gonachon couché sur la table de dissection, et il eût fallu en retrancher l'allongement cadavérique de 2 centimètres pour obtenir la taille supposée inconnue de Gonachon *vivant* (1). Une opération correcte eût donc abouti au chiffre de 1m,63, qui se fût trouvé trop faible de 2 centimètres.

Parlons maintenant d'une autre cause d'erreur à éviter dans l'emploi des tableaux pour la reconstitution de la taille. Les os longs mesurés par M. Rollet étaient revêtus de leurs cartilages articulaires plus ou moins desséchés, ce qui augmentait leur longueur de 2 millimètres en moyenne. M. Rollet a parfaitement noté ce détail au début de son mémoire, et c'est un détail dont il faut tenir compte lorsqu'on veut déterminer la taille d'après des os longs dépourvus de leurs cartilages, comme tous ceux qui sont conservés dans les musées. *Il faut ajouter à la longueur de ces os 2 millimètres avant de chercher dans les tableaux la taille correspondante*, puisque ces tableaux ont été dressés d'après des chiffres obtenus sur des os frais. Sans cette précaution, on trouverait des tailles diminuées d'autant plus sensiblement qu'on opérerait sur des os plus courts. Avec le cubitus ou le radius, l'erreur commise pourrait dépasser 1 centimètre.

(1) De même pour le succès du même genre (cas de l'huissier Gouffé), dont M. Rollet s'est prévalu bien à tort (*Progrès médical*, 1891) pour affirmer l'inutilité de mes réformes. Il est certain que les deux cas Gonachon et Gouffé ont été d'autant plus heureux pour M. Rollet que ses 2 ou 3 millimètres d'erreur se fussent convertis en centimètres, s'il eût fait la diminution dont je viens de montrer la nécessité. Il ne faudrait pas au surplus parler d'erreurs de 3 millimètres dans de semblables opérations, car la mesure directe de la taille n'est pas elle-même assez précise pour qu'on puisse savoir seulement si de telles différences de 3 millimètres sont en plus ou en moins. Enfin, l'on a vu plus haut que ce n'est pas avec deux cas ni avec dix que l'on peut éprouver la valeur d'un tableau pour la reconstitution de la taille, surtout si ce sont des cas voisins de la moyenne.

VI

ESSAIS SUR DIVERSES SÉRIES D'INDIVIDUS : FRANÇAIS QUELCONQUES — PRÉHISTORIQUES — EXOTIQUES.

Dans les huit essais suivants, les deux corrections indispensables que je viens d'indiquer ont été faites : il a été ajouté aux longueurs osseuses ci-indiquées $0^m,002$, et il a été retranché $0^m,02$ de la taille indiquée par le tableau-barème, excepté pour le géant dont la taille a été mesurée sur le cadavre.

TABLEAU VIII.

Essais sur huit hommes français rangés d'après leur taille.

	Fémur.	Tibia.	Huméras.	Radius.	Taille calculée (1).	Taille mesurée (2).
Géant Joachim.....	584	470	404	305	$2^m,02$	$2^m,100$
Mathelin, assassin..	498	433	354	276	1 ,79	1 ,800
Sellier, — ..	449	364	326	241	1 ,64	1 ,734
Kaps, — ..	442	377	319	244	1 ,65	1 ,717
Rivière, — ..	444	353	328	238	1 ,64	1 ,683
Gamahut, — ..	424	376	305	247	1 ,63	1 ,652
Alorto, — ..	445	363	333	245	1 ,65	1 ,609
A. B...............	392	334	298	221	1 ,55	1 ,560

Parmi ces huit résultats, il y en a trois qui sont excellents ; mais les autres sont très inférieurs au résultat moyen que l'on serait en droit d'attendre en opérant sur un bon nombre de cas. Cela provient de ce que le hasard a introduit dans cette faible série un individu dont la longueur humérale est relativement minime (Kaps), et un individu fortement microskèle malgré sa haute taille (Sellier). En outre, le géant Joachim est lui-même une exception parmi les géants, car on sait que les géants sont presque tous éminemment macroskèles, tandis que celui-ci, qui était doué d'une force remarquable, était un mésoskèle. Pour obtenir sa taille réelle, il eût fallu multiplier sa longueur fémorale par le coefficient moyen des hommes de moyenne taille. Or, c'est à la généralité des cas, et non à l'exception, que doit convenir le coefficient employé. Il est probable que notre tableau donnerait, pour la plupart des géants,

(1) Chiffres du tableau barème diminués de $0^m,02$.

(2) La taille des six assassins a été mesurée de leur vivant dans le service d'identification de M. Alphonse Bertillon.

des tailles trop élevées plutôt que trop faibles. On ne commettra point pourtant, avec ce tableau, de ces exagérations singulières qui font très souvent parler de tailles fabuleuses à propos de fémurs mesurant à peine 7 ou 8 centimètres de plus que la longueur moyenne.

Mais je ne saurais trop insister sur l'incertitude inévitable des chiffres de taille obtenus d'après les mesures d'os et les calculs même les plus corrects. Si je suis parvenu à éviter beaucoup d'erreurs et les plus fortes, cette incertitude n'en continue pas moins d'exister, et l'on ne doit jamais l'oublier, surtout quand on ne possède, comme c'est le cas pour certaines populations préhistoriques, que quelques os longs provenant d'un ou deux individus.

Il sera utile de reprendre ici, à ce propos, un tableau du mémoire de M. Rollet, dans lequel cet auteur rapproche les résultats obtenus d'après sa méthode des résultats obtenus d'après Orfila et Topinard dans la détermination de la taille d'hommes préhistoriques. A ces deux séries de résultats, j'ajouterai les tailles que j'ai obtenues à mon tour avec mon tableau-barême, en opérant comme il a été dit à propos des huit essais exposés plus haut.

Les longueurs fémorales ici indiquées sont les longueurs maxima mesurées par M. Topinard. J'ai retranché de chacune de ces longueurs 4 millimètres, différence moyenne qui existe entre la longueur maximum du fémur et la longueur de cet os en position ; cette dernière étant celle qui a servi à établir mes coefficients. J'ai ensuite ajouté 2 millimètres à la longueur fémorale et retranché 2 centimètres de la taille obtenue, comme dans les essais exposés précédemment.

TABLEAU IX.

Essais de détermination de la taille. (Préhistoriques.)

	Longueur du fémur.	Orfila. Topinard.	Rollet.	L. M.
Grotte de la Madeleine............	458mm	1m,705	1m,680	1m,66
— de Laugerie...............	449	1 ,685	1 ,647	1 ,65
— de Cro-Magnon............	488	1 ,900	1 ,804	1 ,75
— de l'Homme-Mort.........	420	1 ,625	1 ,578	1 ,62
— des Beaumes-Chaudes......	421	1 ,600	1 ,549	1 ,60
— de Bray..................	427	1 ,605	1 ,571	1 ,61
— d'Orrouy..................	422	1 ,600	1 ,552	1 ,61
Dolmen de la Lozère............	445	1 ,675	1 ,657	1 ,64

Plusieurs de ces divergences sont très fortes et portent sur les tailles petites ou grandes. La plus remarquable concerne l'homme de Cro-Magnon, dont la taille portée à $1^m,90$ par M. Topinard, descend à $1^m,80$ selon M. Rollet est n'est plus que de $1^m,75$ pour moi. Ceux qui se sont habitués à considérer l'homme de Cro-Magnon comme un géant, soupçonneront sans doute ce dernier chiffre d'être un peu faible. Il et cependant le plus probable. D'ailleurs, en cherchant des exemples de cas semblables dans les tableaux de mensurations directes de M. Rollet, je n'ai trouvé que deux hommes ayant un fémur aussi long ou plus long que celui de Cro-Magnon : ce sont les numéros 33 et 50, dont les fémurs mesurent 490 et 500 millimètres. Or, le premier de ces individus avait une taille cadavérique de $1^m,69$ et le second une taille de $1^m,77$, c'est-à-dire des tailles de $1^m,67$ et $1^m,75$ environ. Mathelin (tableau précédent), avec un fémur de 498 millimètres, c'est-à-dire plus long de presque $0^m,01$ que celui de Cro-Magnon, avait une taille de $1^m,80$. En prenant la moyenne de ces trois cas, on arrive à une taille de $1^m,74$, encore inférieure à celle qui est attribuée par mon tableau à l'homme de Cro-Magnon. Cet homme n'avait donc pas probablement une taille supérieure à $1^m,75$. Mais, comme nous ne savons pas quelles étaient les proportions de son corps, nous sommes obligés d'admettre que, peut-être, il avait une taille atteignant $1^m,80$, comme peut-être aussi sa taille pouvait descendre à $1^m,67$. Le respect des probabilités ne doit pas nous faire méconnaître l'incertitude des déterminations ainsi faites.

Il ne faut pas oublier non plus que cette incertitude entraîne nécessairement celle de tous les rapports ou indices dans lesquels la taille calculée entre comme terme de comparaison. Un cas très instructif sur ce point se rencontre dans l'excellente description du squelette quaternaire de Chancelade par M. Testut (1). L'auteur, se basant à la fois sur le tableau de M. Topinard et sur celui de M. Rollet, tableaux qui se trouvèrent concordants entre eux dans ce cas, attribua à l'homme de Chancelade une taille approximative de $1^m,50$, non sans reconnaître l'incertitude de cette évaluation. Mais il ne s'en servit

(1) *Bulletins de la Société d'anthropologie de Lyon*, 1889.

pas moins du chiffre $1^m,50$ pour calculer la longueur des membres et de leurs principaux segments par rapport à la taille. Il trouva ainsi que son troglodyte était remarquable par la longueur relative de ses membres supérieurs qui dépassait même celle des nègres, et qu'il n'était pas moins remarquable par de grandes mains et surtout par de grands pieds, comparativement à sa taille. La longueur relative du pied atteignait en effet un chiffre supérieur à toutes les moyennes calculées sur des races quelconques (1).

On va voir combien ces résultats sont infirmés par l'incertitude du chiffre de la taille de l'homme de Chancelade.

Les longueurs osseuses mesurées par M. Testut sont les suivantes :

Pour le fémur..................	408	millimètres
Pour l'humérus.................	300	—
Pour le cubitus................	235	—
Pour le radius.................	232	—

La longueur du fémur *en position* n'est pas indiquée ; si nous supposons qu'elle était inférieure de 2 millimètres seulement à la longueur maximum, cela fait 406 millimètres.

Ajoutons à ces différentes longueurs 2 millimètres pour l'épaisseur des cartilages et nous obtenons, d'après notre tableau, les tailles suivantes :

Avec le fémur.........	$1^m,58$	pour le vivant	$= 1^m,56$
Avec l'humérus........	1 ,57	—	= 1 ,55
Avec le cubitus........	1 ,65	—	= 1 ,63
Avec le radius.........	1 ,64	—	= 1 ,62

Ainsi, d'après le fémur et l'humérus réunis, j'obtiens déjà, pour l'homme de Chancelade, une taille supérieure de plus de 5 centimètres à celle obtenue par M. Testut, d'après les tableaux qu'il a eus à sa disposition.

Et si l'on associe à ces deux os (proximaux l'un et l'autre) un des os de l'avant-bras mesurés à 1 ou 2 millimètres près par M. Testut, on ajoute à la taille encore 5 centimètres de plus et l'on obtient $1^m,60$.

Ainsi, l'homme de Chancelade vient de grandir de 10 centimètres, et, il faut le remarquer, grâce à une correction plus

(1) *Bulletins de la Société d'anthropologie de Lyon*, 1889, p. 96 et 101.

grande dans les procédés de reconstitution de la taille. La taille probable 1m,50 doit devenir 1m,60. La nouvelle probabilité s'accroît encore si l'on observe que le tibia, dont la longueur n'a pu être mesurée, eût été sans doute plutôt long par rapport au fémur, comme le radius l'est par rapport à l'humérus, et que son intervention, par conséquent, eût vraisemblablement contribué à pousser la moyenne taille un peu au delà de 1m,60.

Un autre fait, peut-être plus certain, vient encore accroître la probabilité du chiffre 1m,60 et d'un chiffre supérieur encore de plusieurs centimètres. M. Testut a parfaitement indiqué que le squelette de Chancelade était celui d'un homme remarquablement trapu. Or, la microskélie est incontestablement l'apanage des hommes trapus. Ces hommes sont aujourd'hui ceux qui ont les membres inférieurs courts et le buste long ; il en est de même si l'on considère les races sauvages ou civilisées. Il est extrêmement probable, par conséquent, que l'homme de Chancelade était fortement microskèle et que les coefficients *moyens* actuels par lesquels nous avons dû multiplier ses longueurs osseuses devraient être remplacés par des coefficients plus forts. En ce cas, la taille 1m,64 ou 1m,65 indiquée plus haut par la longueur radio-cubitale devient beaucoup plus probable que la taille 1m,60, et il devient même permis de supposer que la taille de 1m,65 pouvait être dépassée chez le troglodyte en question ; car la microskélie très accentuée produit des différences énormes entre la taille évaluée d'après les coefficients moyens et la taille réelle.

On est ainsi amené à conclure que la taille de l'homme de Chancelade était probablement égale à la taille moyenne des Français actuels et peut-être supérieure. Remarquons d'ailleurs, incidemment, que la brièveté relative des membres inférieurs par rapport au tronc pourrait être ajoutée aux caractères plus ou moins inférieurs notés par M. Testut sur le squelette de Chancelade. Ce n'est pas que je considère la microskélie comme un caractère d'infériorité dans tous les cas, ni même d'une façon générale ; mais il est certain que les tableaux de reconstitution de la taille appliqués aux os du membre inférieur d'un gorille indiqueraient une taille trop faible.

Voyons maintenant quels sont les effets de cette substitution d'une taille de 1m,60 à celle de 1m,50 adoptée par Testut dans le calcul des proportions du corps.

Le rapport de la longueur huméro-radiale à la taille = 100, qui était de 35.7, devient 33.5 ; celui de 25 Européens étant de 33.7.

Le rapport de la longueur de la main et du pied à la taille = 100, qui étaient de 12.5 et 16.7, deviennent 11.4 et 15.7 ; ces deux rapports étant, chez les Parisiens, 11.6 et 14.8.

Ainsi, l'homme de Chancelade, qui était présenté comme ayant un membre inférieur, une main et un pied très longs par rapport à sa taille, ne se distingue plus que par la longueur relative de son pied. Et, tandis que cette longueur dépassait toutes les moyennes ethniques connues, elle se trouve maintenant dépassée par quelques-unes. Cet exemple intéressant montre donc combien sont sujets à caution les rapports à la taille établis d'après une taille déterminée par le calcul.

La détermination de la taille d'après les os longs dans les diverses races. — J'ai indiqué, dans un paragraphe de ce mémoire, la possibilité d'appliquer les coefficients calculés sur des sujets français à la détermination de la taille dans d'autres pays, et j'ai montré que l'erreur pouvant résulter de la variabilité ethnique des proportions du corps serait généralement faible, qu'elle serait atténuée par la variabilité des coefficients attribués aux longueurs d'os différentes, par les compensations mutuelles des variations individuelles dans les populations très mélangées comme la nôtre, et que de fortes erreurs étaient à craindre seulement lorsqu'il s'agirait de races d'une stature exceptionnelle. Je dois compléter ici l'étude de cette question, et je commencerai par exposer les résultats de toutes les expériences qu'il m'a été possible de faire sur des sujets exotiques. Comme on l'a vu plus haut, ce n'est point d'après deux ou trois cas que l'on peut apprécier la valeur d'un tableau de reconstitution de la taille ; aussi plusieurs des cas suivants ne figurent-ils là que pour mémoire; mais les dix nègres, bien qu'étant de provenances très diverses, forment déjà une petite série qui n'est pas sans intérêt à divers égards.

TABLEAU X.

Essais sur des sujets exotiques (1).

	Taille d'après les différents os				Taille calculée.	Taille mesurée.
	Fémur.	Tibia.	Humérus.	Radius.		
Nègres.						
Masseline..........	1m,69	1m,68	1m,68	1m,72	1m,69	1m,760
Guichotte..........	1 ,68	1 ,69	1 ,65	1 ,70	1 ,68	1 ,758
Bonbou............	1 ,70	1 ,73	1 ,73	1 ,77	1 ,73	1 ,714
Tom Blaise........	1 ,64	1 ,67	1 ,68	1 ,69	1 ,66	1 ,691
Maret..............	1 ,69	1 ,80	1 ,76	1 ,84	1 ,77	1 ,680
Arima.............	1 ,69	1 ,74	1 ,63	1 ,71	1 ,69	1 ,667
Pierre Bloh........	1 ,63	1 ,67	1 ,60	1 ,68	1 ,64	1 ,660
Derigny............	1 ,61	1 ,64	1 ,54	1 ,65	1 ,61	1 ,587
Négresses.						
Fatalari............	1 ,61	1 ,75	1 ,63	1 ,73	1 ,68	1 ,610
Radaméla..........	1 ,51	1 ,59	1 ,49	1 ,58	1 ,54	1 ,490
Divers ♂						
Arabe (Ahmed).....	1 ,70	1 ,72	1 ,69	1 ,70	1 ,70	1 ,760
Péruvien (Balabasca).	1 ,61	1 ,65	1 ,63	1 ,67	1 ,64	1 ,620
Annamite..........	1 ,55	1 ,54	1 ,46	1 ,47	1 ,50	1 ,435
Moyennes des 10 nègres.....	1 ,64	1 ,70	1 ,63	1 ,71	1 ,67	1 ,662

Si l'on examine cette série de nègres, hommes et femmes, on voit d'abord que, si la taille calculée d'après notre tableau-barême diffère pour plusieurs de 5 à 9 centimètres, elle ne diffère que de 2 à 3 centimètres pour un nombre égal d'individus. On voit, en outre, que l'erreur, généralement en plus, est cependant en moins pour quatre sujets, fait important à considérer. Pour l'ensemble, la taille calculée ne diffère que d'un centimètre de la taille mesurée, résultat très satisfaisant et probablement aussi bon que si l'on eût opéré sur une série de dix sujets français. Il s'agit pourtant de nègres, dont les proportions du corps diffèrent, en général, beaucoup des nôtres, surtout en ce qui concerne la longueur relative du tibia et du radius.

Mais la taille ayant été calculée ici d'après les deux segments principaux des membres supérieur et inférieur, il est arrivé que la brièveté des segments proximaux a fait équilibre presque complètement à la longueur des segments distaux, du

(1) Ces sujets, dont j'ai mesuré les os, sont tous ceux dont j'ai trouvé la taille (mesurée par M. Chudzinski sur les cadavres frais) inscrite dans les registres du laboratoire.

moins dans les résultats moyens indiqués dans la dernière ligne du tableau.

Ces résultats moyens méritent une attention toute particulière. Ils montrent d'abord que les os du membre supérieur et les os du membre inférieur sont également utilisables pour la détermination de la taille, à la condition que le fémur ou l'humérus soient accompagnés d'un os de la jambe ou de l'avant-bras. Ils montrent ensuite que la taille calculée d'après l'humérus ou le fémur diffère moins de la taille mesurée, que la taille calculée d'après le tibia ou le radius; de telle sorte qu'il suffirait d'ajouter aux chiffres fournis par les deux os proximaux le chiffre fourni par un seul des os, soit de la jambe, soit de l'avant-bras, puis de prendre la moyenne des trois chiffres pour obtenir la taille réelle. En effet, si l'on ajoute aux tailles trop faibles $1^m,64$ et $1^m,63$, données par le fémur et par l'humérus, une des tailles trop élevées données soit par le tibia ($1^m,70$), soit par le radius ($1^m,71$), on obtient dans les deux cas la moyenne $1^m,66$, qui est précisément la taille moyenne des dix nègres.

Il serait donc indiqué par le tableau ci-dessus de procéder comme je viens de le dire lorsqu'on voudra déterminer la taille moyenne *d'une série* d'individus de race noire d'après notre tableau dressé selon les proportions du corps de sujets français. Ce qu'il importe surtout de retenir des essais dont je viens de rendre compte, c'est que l'adjonction d'un os de l'avant-bras ou de la jambe à l'humérus ou au fémur ne doit jamais être omise quand elle est possible, puisqu'elle constitue un correctif évident des erreurs causées par la variabilité soit ethnique, soit individuelle des proportions du corps.

VII

TECHNIQUE A SUIVRE POUR LA DÉTERMINATION DE LA TAILLE D'APRÈS LES OS LONGS DES MEMBRES.

Lorsqu'il s'agit de déterminer la taille d'un individu isolé, il faut d'abord, autant que possible, diagnostiquer le sexe de cet individu. Puis, il faut mesurer exactement chaque os *en projection*, soit au moyen de la planche ostéométrique de Broca, soit au moyen d'un dispositif analogue. La mensuration avec le compas d'épaisseur et surtout avec le ruban métrique présente des risques d'inexactitude plus ou moins graves suivant les os.

Le fémur sera mesuré *en position*, c'est-à-dire ses deux condyles étant appuyés contre un plan.

Le tibia sera mesuré sans l'épine, mais la malléole comprise.

Pour les autres os, on mesurera la longueur maxima en projection.

Cela fait, on ajoutera à la longueur de chaque os, si ce sont des os secs et dépourvus de cartilages articulaires, 2 millimètres pour tenir compte de l'épaisseur de ces cartilages.

Puis on cherchera dans le tableau-barème (hommes ou femmes, suivant le sexe) la taille correspondante à chaque os. On prendra la moyenne des tailles ainsi obtenues si ces tailles diffèrent, ce qui arrivera presque toujours.

Si la longueur d'un os excède les limites du tableau-barème (II ou III), on obtiendra la taille en multipliant cette longueur osseuse par le coefficient ultime, supérieur ou inférieur, de l'os dont il s'agit.

Si l'on veut avoir la taille de l'individu vivant, on devra diminuer de 2 centimètres la moyenne obtenue, puisque le tableau donne la taille cadavérique.

Si l'on possède tous les grands os des membres, il est mieux de laisser de côté le péroné et le cubitus, afin que les segments proximaux et les segments distaux des membres soient également représentés dans la moyenne. Mais cette raison ne devra pas faire rejeter, par exemple, l'un des os de l'avant-bras ou de la jambe qui se trouverait associé tout seul à l'humérus et au fémur, car il est préférable que les segments distaux soient représentés par un seul os que s'ils ne l'étaient pas du tout.

Si l'on possède les os du côté droit et du côté gauche, il faut mesurer les os de chaque côté et prendre la moyenne des deux côtés pour chaque os; si la longueur de l'os droit diffère de celle de l'os gauche, ce qui arrive assez fréquemment, il n'y a pas de raison pour choisir l'une plutôt que l'autre.

On devra mesurer la grosseur de chacun des os et la rapporter à la longueur = 100. Cet *indice de grosseur* relative pourra renseigner, au moins dans les cas très caractérisés, sur la macroskélie ou la microskélie des sujets ou des groupes étudiés, et sur le degré de probabilité de la taille obtenue.

Il faudra aussi, dans le même sens, calculer le rapport de la longueur du radius ou du cubitus à celle de l'humérus = 100, et le rapport du tibia au fémur, pour comparer ces rapports à nos rapports moyens. La comparaison des diverses tailles obtenues avec les différents os aboutit d'ailleurs au même résultat.

Les raisons d'être de ces diverses règles ont été exposées dans le cours de ce mémoire. D'autres questions encore se présentent lorsqu'il s'agit de déterminer la taille moyenne de groupes d'individus.

Mode d'utilisation des collections d'ossements mélangés. Séparation des sexes. — C'est la première chose à faire lorsqu'on veut reconstituer la taille moyenne d'une population d'après une série d'ossements. Le diagnostic du sexe sur des os isolés n'est pas toujours facile ; il doit être fait avec le plus grand soin. L'aspect rude et heurté des os, leur longueur et surtout leur grosseur, les empreintes et saillies d'insertions musculaires, le diamètre de la tête du fémur, le degré d'obliquité de cet os en position, la profondeur des cannelures du péroné et du cubitus, tout cela contribue à la sûreté du diagnostic. En commençant par faire deux lots d'os à caractères sexuels très tranchés et en comparant ensuite chaque nouvel os successivement à l'un et à l'autre de ces deux lots, on arrive à ne considérer comme étant de sexe incertain qu'un nombre d'os formant tout au plus le quart de la collection. Alors on mesure, avec la longueur de ces os, leur grosseur minima. On placera dans la série masculine tous les os les plus gros, en réservant pour la série féminine une moitié composée des os les plus minces, car il serait incorrect de décider du sexe douteux d'après la longueur elle-même en cause.

En opérant comme il vient d'être dit, on pourra être certain que, si quelques os féminins ont été classés parmi les masculins et inversement, ces erreurs seront en trop petit nombre pour exercer une influence sensible sur les moyennes de chaque sexe.

La grosseur des os doit être mesurée au moyen d'un ruban d'étoffe inextensible très flexible et à un niveau où l'os est arrondi en même temps que dépourvu de crêtes ou autres saillies d'insertions musculaires. Pour le fémur, on peut mesurer, par exemple, le diamètre de la tête articulaire ou mieux la circonférence de la diaphyse au voisinage de la bifurcation supérieure de la ligne âpre. Pour l'humérus, on mesurera la circonférence de la diaphyse un peu au-dessous de l'insertion deltoïdienne et au-dessus de la crête externe sur laquelle s'insère le premier radial externe; c'est la circonférence minima de l'os. Pour le tibia, il convient de mesurer également la circonférence minima, au niveau de l'épanouissement inférieur du bord antérieur. Pour le radius, on mesurera la circonférence minima au-dessous de la tubérosité bicipitale; pour le cubitus, un peu au-dessus de l'extrémité inférieure, et pour le péroné, un peu au-dessous de l'extrémité supérieure.

J'ai déjà indiqué, dans le premier chapitre de ce travail, pourquoi il est incorrect d'écarter les os de sexe incertain. Il n'en est pas moins vrai que, dans certains cas, l'intervention de ces os dans le calcul de la taille ne produit aucun effet notable; cela peut arriver lorsqu'on opère sur des séries assez fortes et que les os de sexe incertain ont été en très petit nombre. Mais il arrive ordinairement que l'addition de ces os aux séries masculine et féminine abaisse un peu la taille moyenne de la première série et élève un peu la taille moyenne de la seconde. Si la différence trouvée entre ces deux moyennes est voisine de 12 centimètres, c'est un signe en faveur de l'exactitude des résultats, à la condition que l'on ait opéré sur des séries suffisantes pour fournir des moyennes stables. On sait, en effet, que la différence sexuelle de la taille s'éloigne peu de 12 centimètres dans toutes les populations dont la taille a été mesurée directement.

Inutilité des éliminations. — Dans une série d'ossements provenant d'une même sépulture, ou de sépultures voisines, il arrive presque toujours que les os sont pêle-mêle et que tous les divers squelettes sont complètement mélangés entre eux, soit que la récolte ait été mal faite, soit que le mélange existât avant les fouilles. En outre, certains squelettes sont représentés dans les séries d'ossements par tous leurs os longs droits et gauches, tandis que d'autres squelettes sont représentés l'un par un fémur et un humérus, l'autre par un tibia et un radius ou un fémur, etc., car beaucoup d'os ont été détruits ou brisés. Il résulte de là que dans une série de trente fémurs entiers, par exemple, il s'en trouvera treize droits et dix-sept gauches, je suppose. Plusieurs droits auront une longueur égale à celle de plusieurs gauches pouvant provenir des mêmes individus, mais pouvant aussi provenir d'autres individus malgré cette égalité de longueur, car des individus différents peuvent avoir des fémurs égaux en longueur, comme aussi un os droit et un os gauche de longueurs différentes peuvent provenir du même individu. Si l'on voulait éviter que le même individu figurât deux fois dans une série, il faudrait se baser pour l'élimination de l'un de ses deux fémurs, non pas sur l'identité de longueur seulement, mais sur la *ressemblance* complète de forme de deux fémurs droit et gauche, alors même que la longueur différerait de 5, 10 millimètres et plus. Les éliminations de ce genre nécessiteraient donc un travail assez long et ce serait un travail inutile.

En effet, à supposer que l'on soit ainsi parvenu à composer une série de fémurs, une série de tibias, une série d'humérus, dans chacune desquelles aucun individu ne serait représenté deux fois, on n'aurait pas atteint pour cela le but proposé, car un même individu n'en pourrait pas moins figurer dans la série totale deux et trois fois, c'est-à-dire par un plus ou moins grand nombre de ses os, tandis que d'autres individus ne figureraient qu'une seule fois. Or, cela ne peut être évité, car on ne peut affirmer avec certitude que tel fémur et tel humérus, et même que tel fémur et tel tibia provenaient d'un même individu.

Dans certains cas où la couleur des os ou des circonstances quelconques permettraient de faire la reconnaissance en question pour quelques os, il n'y aurait pas pour cela nécessité d'opérer une élimination quelconque, car celle-ci pourrait avoir lieu précisément au détriment d'individus représentés seulement en double, alors qu'elle n'aurait pas lieu pour d'autres individus triplement et quadruplement représentés dans les séries.

Je me suis assuré d'ailleurs, expérimentalement, que ces représentations doubles, triples et quadruples n'exercent aucune influence sensible sur les longueurs moyennes de chaque os, même lorsque le nombre des répétitions atteint le quart, le tiers et la moitié du nombre des cas de la série.

Ainsi en répétant, dans une série de neuf fémurs, trois des

fémurs de cette série, la longueur moyenne n'a subi qu'un changement de 0mm,2.

En répétant, dans une autre série de huit fémurs, trois de ces fémurs, le changement n'a été que de 1 millimètre.

En répétant, dans une troisième série de huit fémurs, quatre de ces fémurs, la moyenne des douze fémurs n'a différé de celle des huit que de 0mm,2.

On comprend, du reste, que plus le nombre de ces répétitions augmente et moins il y a de chances pour que les os répétés appartiennent exclusivement soit au bas soit au haut de la série. Or, s'ils proviennent de tous les points de la série, il est évident que l'influence des répétitions sur la moyenne tend à être nulle. Le cas où un individu exceptionnel par sa taille se trouverait représenté par 5, 8, 10, 12 os dans une série numériquement faible, tandis que la plupart des autres individus ayant servi à composer la série ne seraient représentés que par un ou deux os, ce cas serait certainement fâcheux, car il contribuerait plus que de droit à l'élévation ou à l'abaissement de la moyenne. La possibilité d'une rencontre de ce genre est un motif sérieux pour que l'on tienne compte de la force numérique des séries dans l'appréciation du degré de probabilité de la taille moyenne obtenue.

Il est donc permis de conclure que l'on peut mettre en série tous les os que l'on possède, sans aucune élimination, lorsqu'il s'agit de reconstituer, au moyen d'ossements mélangés, la taille moyenne d'une population.

Calcul de la taille moyenne et détermination du nombre d'individus composant la série. — Tous les os ayant été rangés en séries de fémurs — de tibias — de péronés, d'humérus, etc., on calcule la longueur moyenne de chaque série d'os et l'on cherche dans le tableau-barême la taille correspondante à chacune de ces longueurs moyennes comme s'il s'agissait d'un individu isolé. Il est bon d'indiquer toutes ces tailles séparément, à côté des longueurs moyennes d'os.

Pour les fusionner toutes en une seule taille moyenne qui sera celle de la population envisagée, on multipliera chaque moyenne partielle par le nombre des os d'après lesquels elle a été obtenue. Puis on fera la somme de tous les produits et cette somme sera divisée par le nombre total des os mesurés.

Chaque série d'os aura ainsi contribué à former la moyenne générale proportionnellement au nombre d'individus qu'elle représente.

Quant au nombre des individus représentés dans la série totale des os mesurés, il ne peut guère être connu exactement. Mais on peut et l'on doit indiquer toujours un nombre minimum. Pour cela, il faut compter le nombre des os droits et gauches formant le groupe le plus nombreux. Si ce groupe est, par exemple, celui des fémurs et s'il y a trente-cinq fémurs droits et quarante gauches, on peut affirmer que la série totale des os mesurés représente au minimum quarante individus, avec probabilité d'un nombre un peu plus grand, car il y a eu vraisemblablement, dans la série, des fémurs gauches brisés ou disparus sans que tous les autres os des squelettes auxquels appartenaient ces fémurs aient été également perdus. On peut admettre en général que le nombre minimum indiqué d'individus est dépassé d'autant plus qu'il y a eu dans les fouilles un plus grand nombre de fémurs brisés et de détritus abandonnés.

La reconstitution de la taille d'une population d'après une collection d'ossements mélangés comporte en résumé l'exposé suivant :

	Longueur			Taille correspondante		
Os masculins.	max.	min.	moy. + $0^m,002$.	max.	min.	moyenne.
40 fémurs.......	—	—	l F	—	—	t F
30 tibias........	—	—	l T	—	—	t T
5 péronés......	—	—	l P	—	—	t P
20 humérus.....	—	—	l H	—	—	t H
10 radius.......	—	—	l R	—	—	t R
10 cubitus......	—	—	l C	—	—	t C

Total... 115 os représentant au minimum 25 individus (il y a 25 fémurs droits).

$$TM = \frac{(tF)40+(tT)30+(tP)5+(tH)20+(tR)10+(tC)10}{115} - 0^m,02.$$

Un tableau semblable doit être dressé pour les os féminins, qui sont généralement beaucoup moins nombreux que les masculins à cause de leur moindre résistance aux diverses causes de destruction.

Les péronés, radius et cubitus sont généralement en très petit nombre relativement aux gros os, comme je l'ai indiqué dans le dénombrement fictif du tableau ci-dessus. Mais le nombre des péronés ajouté à celui des tibias ; le nombre des cubitus ajouté à celui des radius arrivent en général à être assez grands pour représenter suffisamment, dans la série totale, la jambe et l'avant-bras. Il est probable du reste qu'il y a plutôt avantage à ce que le nombre des os distaux soit inférieur à celui des os proximaux, parce que d'après les proportions du corps constatées jusqu'ici dans les races préhistoriques et exotiques actuelles, nos coefficients, calculés sur des Français modernes aux segments distaux relativement courts, tendraient à exagérer le chiffre de la taille calculé d'après la longueur de la jambe et de l'avant-bras dans les races anciennes ou sauvages, ainsi qu'on l'a vu plus haut dans mes essais sur des nègres.

CONCLUSIONS.

Après avoir critiqué les fautes commises par divers auteurs, soit dans les opérations d'anthropométrie, soit dans les calculs de coefficients effectués en vue de la détermination de la taille d'après les grands os des membres, j'ai essayé de construire des tableaux corrects dans le même but, et je suis parvenu à réduire très notablement le nombre et le quantum des erreurs commises jusqu'à présent.

En même temps que leur correspondance avec la taille, j'ai pu indiquer la correspondance, non moins intéressante, des longueurs osseuses entre elles.

J'ai ensuite précisé le nombre relatif des chances d'erreur inévitables dans la reconstitution de la taille et qui sont dues à la variabilité des proportions du corps soit ethniques, soit individuelles. Ces chances d'erreur ne sont pas moins importantes à connaître que les chances de succès, soit pour les médecins-légistes, soit pour les anthropologistes.

Elles ont été à peu près complètement supprimées en ce qui concerne les variations en rapport avec le sexe, avec la taille et dans une certaine mesure avec la race. Quant à celles qui sont liées à la macroskélie ou à la microskélie bien caractérisées, elles ne peuvent être écartées par aucun moyen connu et j'ai montré que nos coefficients, fussent-ils calculés d'après des séries de milliers de sujets, cela ne changerait en rien l'état de la question.

On évitera pourtant certaines erreurs en diagnostiquant la macroskélie et la microskélie d'après la grosseur des os relativement à leur longueur. J'ai donné à ce sujet quelques indications déjà utilisables dans des cas très accusés; mais pour aller plus loin dans cette voie, il faudrait posséder des matériaux d'étude qui font actuellement défaut.

Quoi qu'il en soit, on est aujourd'hui en mesure de déterminer la taille d'après les os longs des membres avec une précision suffisante dans la majorité des cas. Si l'on envisage chaque cas en particulier, cette précision est toujours trop aléatoire pour que l'on soit autorisé à baser des conclusions formelles relativement aux proportions du corps calculées d'après des tailles reconstituées. Dans un certain nombre de cas, la reconstitution de la taille n'est qu'approximative et dans un certain nombre de cas elle est plus ou moins gravement erronée; mais cela ne justifierait plus désormais les reconstitutions à vue de nez comme il s'en fait encore quelquefois, ni l'emploi des anciens tableaux ou coefficients dont j'ai mis en évidence les défectuosités. C'est assez d'être exposé à un certain nombre d'erreurs inévitables sans courir volontairement de nouveaux risques facultatifs.

Il est indispensable d'apporter le plus grand soin dans tous les détails de la technique à suivre dans les différentes opérations que comporte la reconstitution de la taille.

Il serait à désirer que tous les ossements préhistoriques conservés dans les divers musées fussent l'objet d'une étude d'ensemble à ce point de vue. Cette étude, susceptible d'être menée rapidement, pourrait être faite par des auteurs en nombre quelconque, qui, en suivant les indications et tableaux du présent mémoire, pourraient centraliser dans un congrès international d'anthropologie préhistorique des résultats obtenus ainsi suivant une méthode uniforme. Sans être parfaits pour cela, ces résultats n'en jouiraient pas moins, dans leur ensemble, d'une valeur assez grande, et ils contribueraient sans doute à éclaircir diverses questions de paléoethnologie.

Tableau I

Rapports moyens et Coefficients pour l'évaluation de la taille tels qu'ils sont fournis directement par la mise en œuvre des séries utilisées.

Hommes			Femmes		
Longueur des os. (Base d'ordination)	Coefficients	Tailles	Longueur des os. (Base d'ordination)	Coefficients	Tailles
Fémur					
422 mm x	3,85	1 m, 627	388 mm x	3,83	1 m, 488
446	3,73	1,666	408	3,78	1,543
475	3,61	1,721	436	3,66	1,596
Tibia					
346 mm x	4,70	1 m, 631	309 mm x	4,79	1 m, 481
368	4,53	1,672	329	4,70	1,544
389	4,40	1,711	352	4,53	1,595
Péroné					
344 mm x	4,72	1 m, 625	307 mm x	4,82	1 m, 481
363	4,61	1,676	325	4,74	1,544
383	4,47	1,714	346	4,60	1,595
Humérus					
313 mm x	5,20	1 m, 626	279 mm x	5,34	1 m, 491
328	5,10	1,671	292	5,25	1,533
344	4,99	1,717	313	5,09	1,597
Radius					
229 mm x	7,05	1 m, 618	203 mm x	7,36	1 m, 497
243	6,94	1,685	211	7,22	1,526
255	6,69	1,711	226	7,08	1,598
Cubitus					
246 mm x	6,57	1 m, 619	217 mm x	6,89	1 m, 498
260	6,42	1,671	228	6,69	1,525
273	6,32	1,725	243	6,56	1,598

Tableau II.

Correspondance des longueurs osseuses entre elles et avec la Taille.

L. Manouvrier.

1° Hommes.

Péroné	Tibia	Fémur	Taille	Humérus	Radius	Cubitus
318mm	319mm	392mm	1m,530	295mm	213mm	227mm
323	324	398	1,552	298	216	231
328	330	404	1,571	302	219	235
333	335	410	1,590	306	222	239
338	340	416	1,605	309	225	243
344	346	422	1,625	313	229	246
349	351	428	1,634	316	232	249
353	357	434	1,644	320	236	253
358	362	440	1,654	324	239	257
363	368	446	1,666	328	243	260
368	373	453	1,677	332	246	263
373	378	460	1,686	336	249	266
378	383	467	1,697	340	252	270
383	389	475	1,716	344	255	273
388	394	482	1,730	348	258	276
393	400	490	1,754	352	261	280
398	405	497	1,767	356	264	283
403	410	504	1,785	360	267	287
408	415	512	1,812	364	270	290
413	420	519	1,830	368	273	293
Coefficients moyens ultimes pour les os d'une longueur inférieure aux chiffres les plus faibles de ce tableau.						
× 4.82	4.80	3.92	x	5.25	7.11	6.66
Coefficients moyens ultimes pour les os d'une longueur supérieure aux chiffres les plus forts de ce tableau.						
× 4.37	4.32	3.53	x	4.93	6.70	6.26

Pour déterminer la taille du vivant à l'aide de ce tableau, il faut ajouter d'abord 2 millimètres à chaque longueur d'os mesurée, puis retrancher 2 centimètres de la taille indiquée par le tableau.

Tableau III.

Correspondance des longueurs osseuses entre elles et avec la Taille.

L. Manouvrier

Femmes.

Péroné	Tibia	Fémur	Taille	Humérus	Radius	Cubitus
283	284	363	1^{m} 400	263	193	203
288	289	368	1, 420	266	195	206
293	294	373	1, 440	270	197	209
298	299	378	1, 455	273	199	212
303	304	383	1, 470	276	201	215
307	309	388	1, 488	279	203	217
311	314	393	1, 497	282	205	219
316	319	398	1, 513	285	207	222
320	324	403	1, 528	289	209	225
325	329	408	1, 543	292	211	228
330	334	415	1, 556	297	214	231
336	340	422	1, 568	302	218	235
341	346	429	1, 582	307	222	239
346	352	436	1, 595	313	226	243
351	358	443	1, 612	318	230	247
356	364	450	1, 630	324	234	251
361	370	457	1, 650	329	238	254
366	376	464	1, 670	334	242	258
371	382	471	1, 692	339	246	261
376	388	478	1. 715	344	250	264
Coefficients moyens ultimes pour les longueurs d'os inférieures aux chiffres les plus faibles de ce tableau:						
×4.88	4.85	3.87	x	5.41	7.44	7.00
Coefficients moyens ultimes pour les longueurs d'os supérieures aux chiffres les plus forts de ce tableau:						
×4.52	4.42	3.58	x	4.93	7.00	6.49

Pour déterminer la taille du vivant à l'aide de ce tableau, il faut ajouter d'abord 2 millimètres à chaque longueur d'os mesurée; puis retrancher 2 centimètres à la taille indiquée par le tableau.

Tableau V.

24 Hommes.							
Nos	Erreur avec	F.	F+T.	F+H.	F+T+H.	H.	T.
1		+ 2	0	— 1	— 1	0	— 1
3		+ 2	+ 1	+ 1	+ 2	0	+ 6
18		— 4	— 2	— 1	— 1	— 2	0
24		— 3	— 3	— 3	— 3	+ 2	— 2
8		+ 4	+ 1	+ 3	+ 2	+ 2	— 1
39		— 7	— 5	— 4	— 4	— 1	— 3
40		— 7	— 7	— 7	— 7	— 7	— 8
9		+ 4	+ 4	+ 5	+ 5	+ 6	+ 6
11		+ 3	+ 5	+ 3	+ 4	+ 4	+ 4
16		+ 2	+ 1	+ 2	+ 1	+ 2	+ 1
28		— 2	— 1	— 2	— 1	— 2	0
38		— 5	— 4	— 4	— 3	— 3	— 2
29		— 1	— 1	— 1	— 1	0	— 1
31		— 1	— 2	— 2	— 2	— 3	— 2
19		+ 4	+ 2	+ 2	+ 2	0	+ 1
41		— 3	— 2	— 4	— 3	— 5	— 1
43		— 4	— 6	— 5	— 6	— 5	— 8
26		+ 2	+ 1	+ 1	+ 1	+ 1	+ 1
22		+ 4	+ 5	+ 3	+ 4	+ 3	+ 6
44		— 2	— 4	— 4	— 4	— 6	— 5
45		— 1	+ 1	— 1	+ 1	0	+ 3
46		0	0	— 2	— 1	— 4	+ 1
49		— 3	— 5	— 2	— 3	0	— 7
50		0	+ 1	+ 1	+ 2	+ 2	+ 3
Sommes des erreurs:		70	64	64	64	60	73

Tableau VI.

25 Femmes.

Nos	F.	T.	F+T	H.	R.	H+R	F+T+H+R
4	– 5	– 4	– 5	+ 1	+ 3	+ 2	– 1
6	– 4	+ 2	– 1	– 1	+ 3	+ 1	0
7	1	+ 1	0	0	+ 4	+ 2	+ 1
5	+ 1	0	0	– 1	+ 2	0	0
1	+ 10	+ 9	+ 9	+ 8	+ 10	+ 9	+ 9
23	– 3	– 7	– 5	+ 1	– 7	– 3	– 4
26	– 3	– 3	– 3	– 4	– 2	– 3	– 3
8	+ 4	– 3	0	+ 4	+ 5	+ 4	+ 2
17	– 1	– 1	– 1	– 2	+ 1	– 1	– 1
31	– 3	– 5	– 4	– 4	– 6	– 5	– 5
16	0	– 1	– 1	+ 3	0	+ 1	0
43	– 8	– 4	– 6	– 8	– 13	– 11	– 8
30	– 1	0	– 1	– 1	+ 3	+ 1	0
33	0	+ 4	+ 2	– 3	+ 2	– 1	+ 1
15	+ 4	+ 2	+ 3	+ 2	0	+ 1	+ 2
20	+ 6	+ 2	+ 4	+ 2	+ 2	+ 2	+ 3
34	– 1	+ 3	+ 1	– 6	– 4	– 5	– 2
32	+ 3	+ 1	+ 2	+ 1	+ 2	+ 1	+ 1
25	+ 1	+ 5	+ 3	+ 1	+ 2	+ 1	+ 2
38	– 2	+ 2	0	– 1	+ 1	0	0
24	+ 4	+ 6	+ 5	+ 1	+ 2	+ 1	+ 3
49	– 6	– 3	– 5	+ 1	– 4	– 2	– 3
45	0	– 1	– 1	+ 3	+ 4	+ 3	+ 1
48	0	– 5	– 3	– 3	– 3	– 3	– 3
50	+ 3	+ 2	+ 2	– 1	– 5	– 3	0
Somme:	74	76	67	63	90	66	55

www.ingramcontent.com/pod-product-compliance
Ingram Content Group UK Ltd.
Pitfield, Milton Keynes, MK11 3LW, UK
UKHW020416230726
13925UKWH00004B/1470

9 782014 054521